MICHAEL TSOKOS

Sind Tote immer leichenblass?

Die größten Irrtümer über die Rechtsmedizin

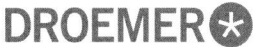

Besuchen Sie uns im Internet:
www.droemer.de

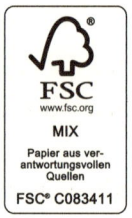

FSC
www.fsc.org
MIX
Papier aus ver-
antwortungsvollen
Quellen
FSC® C083411

© 2016 Droemer Verlag
Ein Imprint der Verlagsgruppe Droemer Knaur
GmbH & Co. KG, München
Alle Rechte vorbehalten. Das Werk darf – auch teilweise – nur mit
Genehmigung des Verlags wiedergegeben werden.
Covergestaltung: ZERO Werbeagentur, München
Coverabbildung: Christoph Kellner, Berlin
Illustrationen im Innenteil: Christoph J. Kellner, Berlin
Satz: Veronika Preisler, München
Druck und Bindung: CPI books GmbH, Leck
ISBN 978-3-426-27700-3

2   4   5   3   1

INHALT

7

VORWORT

Vor mehr als 20 Jahren, als ich mich entschloss, Rechtsmediziner zu werden, führte mein Fachgebiet in der öffentlichen Wahrnehmung noch ein absolutes Nischendasein. Aber auch für die meisten Ärzte war die Rechtsmedizin zu dieser Zeit noch ein weißer Fleck auf der Landkarte der medizinischen Disziplinen. Mit Ausnahme von Wiederholungen der von 1976 bis 1983 produzierten Fernsehserie *Quincy*, bei der erstmals ein Rechtsmediziner Hauptfigur in einem Krimi war, gab es Mitte der 1990er Jahre noch keine Filme, in denen forensische Untersuchungsmethoden im Mittelpunkt standen. Auch in der Kriminalliteratur oder im Sachbuch hatten Forensiker noch nicht Einzug gehalten und Einblicke in ihre Arbeit gegeben. Für die Rechtsmedizin interessierte sich damals eigentlich noch niemand. Die wenigen Leute, die sich damals Gedanken darüber machten, was sich wohl in rechtsmedizinischen Instituten abspielen könnte, gingen davon aus, dass dort in gekachelten und grell erleuchteten Sektionssälen den ganzen Tag tote Menschen aufgeschnitten werden. Abgesehen von dieser Vorstellung Einzelner war die Öffentlichkeit bis dahin ja auch völlig im Dunkeln gelassen worden, was hinter den verschlossenen Sektionssaal- und Labortüren eines rechtsmedizinischen Instituts vor sich gehen könnte. Das sollte sich aber schon ein paar Jahre später schlagartig ändern. Plötzlich wimmelte es von Rechtsmedizinern in Krimis und Fernsehfilmen; allerdings wurden dabei auch all die Bilder produziert, die sich offenbar hartnäckig im Bewusstsein der Menschen verankert hatten.

Zwei Dinge waren aber schon Mitte der 1990er Jahre für jeden meiner Kommilitonen oder auch die Ärzte, mit denen ich über meinen damals noch sehr ausgefallenen Berufswunsch sprach, nur zu sicher: Die Rechtsmedizin ist ein Schmuddeljob, und außerdem sind Rechtsmediziner hinsichtlich ihres Einkommens gegenüber allen anderen Medizinern benachteiligt – sie sind gewissermaßen ganz am Ende der ärztlichen Nahrungskette angesiedelt. Und eigentlich kann man auch gleich Gerichtsmediziner sagen, denn Gerichtsmediziner und Rechtsmediziner sind ja schließlich dasselbe. Und als Pathologen kann man sie auch bezeichnen, denn sie machen alle das Gleiche. Leider alles falsch. Hier geht es schon los mit den Irrtümern über die Rechtsmedizin.

Wir Rechtsmediziner beschränken uns nicht nur auf die Untersuchung Toter mittels äußerer Leichenschau und Obduktion. Im Gegenteil, die Untersuchung lebender Personen – beispielsweise Opfer von Straftaten, aber auch Tatverdächtige – hat einen festen Stellenwert und ist nahezu tägliche Praxis. Aber dazu später mehr. Und was das Pekuniäre anbelangt: Ein in der Rechtsmedizin tätiger Assistenz- und Oberarzt erhält aufgrund bundesweit ähnlicher tarifvertraglicher Regelungen im Gesundheitswesen ungefähr das gleiche Grundgehalt wie seine in der Klinik tätigen Kollegen.

Mittlerweile schreiben wir das Jahr 2016. Nach meinem Medizinstudium an der Universität Kiel konnte ich meinen Berufswunsch verwirklichen und bin seit 1996 als Rechtsmediziner tätig. Die Zeiten haben sich seitdem erheblich geändert – auch was die öffentliche Wahrnehmung der Rechtsmedizin anbelangt und das »Wissen« über unser Tätigkeitsfeld. Das Schmuddelimage unserer Profession wurde abgelegt, und heutzutage meint jeder eigentlich nur zu genau zu wissen, was wir machen. Ganz wesentlich dazu beigetragen hat mein fiktiver Kollege, der kauzige und verschrobene Prof. Dr. Karl-Friedrich Boerne, verkörpert von Jan Josef Liefers. Als Münsteraner Rechtsmediziner in der sonntäglichen Serie *Tatort* ist er den Fernsehzuschauern seit 2002 ein Begriff. Boerne erzielt regelmäßig Einschaltquoten im zweistelligen Millionenbereich und ist aus dem *Tatort* nicht mehr wegzudenken. Aber auch die Serien *Medical Detectives, Autopsie, CSI: Den Tätern auf der Spur, Bones – Die Knochenjägerin, Crossing Jordan, Der letzte Zeuge* sowie *Criminal Minds* und viele andere haben seit Ende der 1990er Jahre ihren Teil dazu beigetragen, die bis dahin verschlossenen Sektionssaal- und Labortüren weit aufzustoßen und so Licht in das Dunkel der Arbeit der Forensiker zu bringen. Das Ausmaß, mit dem deutsche Fernsehzuschauer mit solchen Serien regelrecht bombardiert werden, ist beachtlich. In nur einer Kalenderwoche im Jahr 2016 zählte ich mehr als dreißig verschiedene Rechtsmedizin-Serien und Forensik-TV-Formate im Fernsehprogramm – die Wiederholungen nicht mitgezählt!

Ein Ende dieses Booms ist derzeit weder in der Kriminalliteratur und in Kino- und Fernsehfilmen noch in Wissenschaftsmagazinen absehbar. Unweigerlich haben sich bei so viel Präsenz der Rechtsmedizin in den Medien auch einige populäre Irrtümer bzw. Fehlannahmen über den Ablauf des Arbeitsalltags in der Rechtsmedizin verselbständigt. Immer wieder wird im Fernsehen das Bild des neben der Leiche Brötchen kauenden Rechtsmediziners bemüht, der zudem ewig schlecht gelaunt ist und mit seinen Mitmenschen nicht klarkommt. Ebenso sieht man in Filmen immer wieder ganze Familien durch den Obduktionssaal pilgern, um ihren verstorbenen Angehörigen zu identifizieren.

Da sich in den letzten 15 Jahren offenbar zahlreiche Klischees und verzerrte Darstellungen von uns Rechtsmedizinern und unserer Arbeit in der Öffentlichkeit verfestigt haben, scheint es mir nun an der Zeit, diese Bilder etwas geradezurücken und mit den größten Irrtümern über die Rechtsmedizin aufzuräumen.

Dieses Buch soll Sie, liebe Leserinnen und Leser, keinesfalls desillusionieren oder Ihnen den Spaß an der fiktionalen Darstellung unserer Arbeit nehmen. Mir ist klar, dass solche teils verqueren Szenen der Phantasie eines (Drehbuch-)Autors entspringen, dass solche Typisierungen die Dramaturgie des jeweiligen Falles stützen – und natürlich weiß ich auch, dass eine gute Story nur so funktionieren und den Zuschauer bzw. den Leser in Atem halten kann. Lassen Sie sich also nicht den Spaß an all diesen Serien, Filmen und Büchern nehmen. Das, was Sie hier lesen, holt Sie allenfalls ein kleines Stück in die Realität der Rechtsmedizin zurück und soll, wie die Fiktion auch, vor allem eines bewirken – Sie bestens unterhalten.

Michael Tsokos

IRRTUM NR. 1

Rechtsmediziner sind alles, nur keine richtigen Ärzte

Wann immer das Gespräch darauf kommt, was ich beruflich mache, wird mir auch heute noch manchmal die Frage gestellt, ob ich sowohl Medizin als auch Jura studiert hätte. Viele Menschen meinen offenbar, dass Rechtsmediziner im Prinzip so etwas wie Juristen seien oder zumindest den Rechtswissenschaften wesentlich näherstünden als der Medizin, was vielleicht auch ein bisschen an der Reihenfolge von »Recht« und »Medizin« im Wort »Rechtsmedizin« liegen mag.

Auch wenn in Deutschland der Facharzttitel für Rechtsmedizin neben anderen Anforderungen zwingend ein Medizinstudium erfordert, nicht aber das Studium der Rechtswissenschaften, ist diese Frage durchaus berechtigt. Zum einen gibt es Kollegen von mir, die durch ihren akademischen Titel »Prof. Dr. med. Dr. jur.« als doppelt promovierte Hochschullehrer hervorstechen, allerdings lassen die sich in Deutschland zur Zeit an einer Hand abzählen. Andererseits ist in angloamerikanischen

Ländern der bei rechtsförmlichen Verfahren hinzugezogene Coroner, der bei unerwarteten, dubiosen oder gewaltsamen Todesfällen die Todesursache feststellt, nicht selten von Hause aus Jurist und fast nie Arzt. All dies zeigt, dass die eingangs erwähnte Frage durchaus ihre Berechtigung hat; trotzdem bedarf es in Deutschland für den Beruf des Rechtsmediziners keiner wie auch immer gearteten juristischen Vorbildung.

Völlig abwegig ist demgegenüber die Annahme, die Rechtsmedizin sei eine Art Ausbildungsberuf, den man – wie eine Schlosser- oder Maurerlehre – drei Jahre lang erlernt und dann, wie eine Gesellenprüfung, mit einer Prüfung zum Rechtsmediziner abschließt. Diese falsche Annahme geistert zumindest in einigen Berufsforen im Internet herum; dort tauschen sich zuweilen Halbinformierte, Unwissende und völlig Ahnungslose aus, bedienen bestimmte Klischees über die Rechtsmedizin und geben sich gegenseitig »Tipps«, wie man Rechtsmediziner wird.

Die Vorstellungen vom Beruf des Rechtsmediziners und das allgemeine Bild von uns in der Öffentlichkeit werden sehr von amerikanischen Fernsehserien bestimmt – und damit natürlich auch verzerrt. Die Protagonisten, oder besser »Helden«, in Serien wie *CSI: Den Tätern auf der Spur*, *CSI: Miami* oder *Criminal Minds* sind keine Rechtsmediziner. Bei ihren Pendants im wirklichen Leben handelt es sich in der Regel um hochrangige Kriminalermittler beziehungsweise Polizeioffiziere oder Bundesagenten mit einer naturwissenschaftlichen Ausbildung. Sie werden in diesen populären Serien häufig als Mordermittler und Kriminaltechniker mit dem entsprechenden naturwissenschaftlichen Know-how dargestellt. Diese Art der Kriminalermittlung hat mit der Realität nicht nur in Deutschland, sondern auch in allen anderen europäischen Ländern kaum etwas zu tun.

Um es klarzustellen: Wir Rechtsmediziner sind Naturwissenschaftler. Der »klassische« Rechtsmediziner, der im Sektionssaal, am Tatort und vor Gericht als Sachverständiger tätig ist, hat ein mindestens sechsjähriges Medizinstudium erfolgreich mit dem dritten Staatsexamen abgeschlossen. Danach darf man die Approbation als Arzt beim zuständigen Landesprüfungsamt beantragen. Wenn man dann für sich die Rechtsmedizin als Fachdisziplin gewählt hat – als den Job, zu dem man sich berufen fühlt –, kommt eine noch größere Hürde als der erfolgreiche Abschluss des Medizinstudiums auf den Berufsanfänger zu, nämlich eine Stelle als Weiterbildungsassistent in der Rechtsmedizin zu ergattern. Hat auch das geklappt, ist man zwar als Rechtsmediziner tätig, darf aber während der nächsten Jahre nur eingeschränkt eigenverantwortlich arbeiten. Alles, was der Weiterbildungsassistent in der Rechtsmedizin untersucht beziehungsweise begutachtet und was dann in schriftlicher Form als Gutachten vom Institut für Rechtsmedizin herausgegeben wird, muss von einem Facharzt für Rechtsmedizin (in der Regel einer der Oberärzte des Instituts) geprüft, für korrekt befunden und gegengezeichnet werden.

Die Facharztausbildung zum Rechtsmediziner dauert mindestens fünf Jahre und beinhaltet neben einer wenigstens vierjährigen Tätigkeit in einem Institut für Rechtsmedizin jeweils ein halbes Jahr praktischer ärztlicher Tätigkeit in der Pathologie und in der Psychiatrie. Wenn dann sämtliche Voraussetzungen von dem Anwärter – oder der Anwärterin – auf den Facharzttitel für Rechtsmedizin erfüllt sind (dazu gehört ein sogenannter Facharztkatalog, in dem ganz genau vorgeschrieben ist, welche Anzahl von Obduktionen, Leichenschauen, schriftlichen und mündlichen Gutachten für Gerichte, Beurteilungen von Knochenfunden, mikroskopische Untersuchungen und vieles mehr geleistet worden sein müssen), kann er (oder sie) sich zur Facharztprüfung anmelden. Diese mündliche Prüfung wird von zwei langjährigen und erfahrenen Fachärzten für Rechtsmedizin und einem Beisitzer, der ebenfalls Arzt ist, in der Ärztekammer des jeweiligen Bundeslandes durchgeführt.

Wenn es gut läuft, kann man sich dann nach mindestens elfjähriger Ausbildung Rechtsmediziner nennen. Elf Jahre Ausbildung! Es gibt kaum einen Beruf in Deutschland, der so langwierig zu erlernen ist und bei dem die Hürden so hoch gelegt sind wie bei dem des Rechtsmediziners. Allerdings ist das auch völlig berechtigt, wenn man sich einmal die enorme Tragweite und verheerenden Konsequenzen vor Augen führt, die fehlerhafte Gutachten zum Beispiel bei Mordprozessen haben können. Aufgrund falscher Einschätzung durch einen rechtsmedizinischen Sachverständigen kann es zu Fehlurteilen kommen, da die juristische Beurteilung sich üblicherweise darauf verlässt, dass die Schlüsse, die ein Sachverständiger zieht, korrekt sind. Im schlimmsten Fall kann ein Unschuldiger zu einer langjährigen oder gar lebenslangen Haftstrafe verurteilt werden. So etwas ist in Einzelfällen in Deutschland auch schon vorgekommen. Ich kenne Fälle, bei denen Unschuldige nach wie vor wegen Mordes in Haft sitzen, weil die rechtsmedizinische Interpretation des Spurenbildes an einem Tatort schlichtweg falsch war, weil Obduktionsbefunde fehlerhaft gedeutet und Laboranalysen nicht durchgeführt wurden (Letzteres allerdings am häufigsten aus Kostengründen von Seiten der Ermittlungsbehörden). Ich kenne auch Wiederaufnahmeverfahren in derartigen Fällen, bei denen es für den Angeklagten zum zweiten Mal nachteilig verlief, weil der erneute Prozess aufgrund von kaum zu überbietendem Dilettantismus des Strafverteidigers, unterstützt von schlechter rechtsmedizinischer Beratung, in einem Fiasko endete. Wenn die Interpretation selbstzugefügter Verletzungen, die in der Regel dem erfahrenen und routinierten Rechtsmediziner keine Probleme bereiten sollte, fehlerhaft ist und das betreffende Verletzungsbild rechtsmedizinisch als Folge einer Fremdeinwirkung gedeutet wird, kann es für den Beschuldigten so ungünstig laufen wie in dem Fall eines Prominenten, der viele Monate bis Prozessbeginn zu Unrecht in Untersuchungshaft saß. Im Prozess selbst erwiesen sich dann die Vorwürfe gegen ihn als haltlos und das rechtsmedizinische Gutachten als irrig.

Die gravierendsten Justizirrtümer ereignen sich allerdings in den USA. Über 100 unschuldig zum Tode Verurteilte sind in den letzten 20 Jahren in den Vereinigten Staaten wieder aus dem Todestrakt entlassen worden, weil bei der Wiederaufnahme des Verfahrens das Urteil einer erneuten juristischen Überprüfung nicht standhielt. Nicht selten waren die kriminaltechnischen Untersuchungsmethoden im konkreten Fall einfach nicht geeignet, den Nachweis der Täterschaft des Angeklagten zu erbringen, oder ihre Beweiskraft war wissenschaftlich gar nicht überprüft worden. Trotzdem wurden diese Untersuchungen eingesetzt, und die Ergebnisse wurden so gedeutet, wie es am besten passte, denn der Schuldige stand ja bereits fest. Häufig war in diesen nachträglich als Justizirrtum deklarierten Fällen auch die Interpretation der Ergebnisse der Untersuchung biologischer Spuren (insbesondere DNA-Analysen betreffend) von Seiten des rechtsmedizinischen Sachverständigen schlichtweg falsch. Aber Ähnliches passiert auch in Deutschland, auch wenn es bei uns niemanden in die Todeszelle bringt. Vor wenigen Jahren erst sorgte der Fall des »Heilbronner Phantoms« für mediales Aufsehen. Polizeiermittler stellten aufgrund der Ergebnisse von DNA-Untersuchungen einen Zusammenhang bei über 40 Straftaten völlig unterschiedlicher Couleur (von Diebstahl über Autoeinbruch bis hin zu Mord) quer durch das Bundesgebiet fest. Später stellte sich heraus, dass die DNA-Abstrichstäbchen, mit denen in all diesen Fällen die biologischen Spuren (Blut, Hautpartikel, Speichel) gesichert worden waren, bei der Produktion über Jahre hinweg versehentlich mit der DNA von ein und derselben Person verunreinigt worden waren. Dieser Fall hatte allerdings auch sein Gutes, denn er sorgte für die Schaffung neuer Qualitätsstandards bei allen Schritten der rechtsmedizinischen und kriminaltechnischen DNA-Analytik. Zudem entfachte der Fall des »Heilbronner Phantoms« eine dringend notwendige kritische Diskussion darüber, wie Ergebnisse von DNA-Analysen zu interpretieren sind – nämlich nicht isoliert für sich, sondern im Gesamtkontext des jeweiligen Kriminalfalls betrachtet. Denn auch Ergebnisse von Untersuchungsmethoden, die wissenschaftlich seit Jahrzehnten abgesichert sind und als absolut zuverlässig gelten, sind immer nur so gut wie der Kriminalist oder Rechtsmediziner, der sie interpretiert.

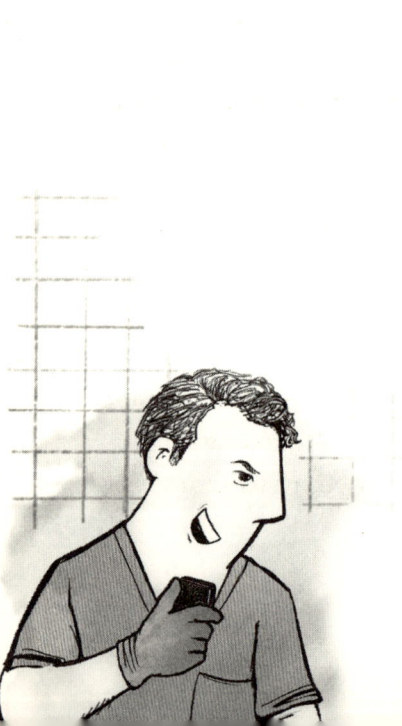

IRRTUM NR. 2

Rechtsmediziner und Pathologen
sind ein und dasselbe

Die synonyme Verwendung der Berufsbezeichnungen Rechtsmediziner und Pathologe ist eigentlich der Klassiker schlechthin unter den Irrtümern über die Rechtsmedizin (fast so gut wie die Geschichte mit der Mentholpaste unter der Nase – aber dazu später). Fast in jedem Fernsehkrimi – und dabei spielt es keine Rolle, ob es sich um deutsche Produktionen oder um deutsch synchronisierte ausländische Filme handelt – werden Rechtsmediziner als Pathologen bezeichnet. Sätze wie »Der Pathologe sagt, der Tod trat zwischen 22.00 und 22.30 Uhr ein«, »Der Pathologe hat keine Hinweise auf einen gewaltsamen Tod festgestellt« oder »Der Tote ist jetzt in der Pathologie zur Obduktion, dann wissen wir mehr« sind aus den Fernsehkrimis nicht mehr wegzudenken.

Aber Vorsicht, ganz großer Irrtum! Rechtsmediziner und Pathologen haben ungefähr genauso viel gemeinsam wie ein Frauenarzt und ein Augenarzt – nämlich ein abgeschlossenes Medizinstudium. Und dann hört es mit den Gemeinsamkeiten auch schon auf. Die Facharztausbildung zum Pathologen umfasst gänzlich andere Tätigkeiten und das Erlernen ganz anderer Fähigkeiten als in der Rechtsmedizin – abgesehen von Obduktionen, aber auch die laufen bei den Pathologen völlig anders ab als bei uns und unter gänzlich anderen Fragestellungen.

Die nicht seltene Frage von Seiten der Ermittlungsbehörden (Polizei, Staatsanwaltschaft), ob es sich bei Skelettteilen um menschliche oder tierische Knochen handelt und wie lange diese schon in der Erde lagen, wird in Deutschland niemals einem Pathologen gestellt. Und Pathologen werden von der Polizei auch nicht an einen Tatort gerufen – geschweige denn, dass sie Berechnungen des Todeszeitpunkts durchführen oder Aussagen dazu treffen, aus welcher Richtung und welcher Entfernung auf einen Menschen geschossen wurde. Und zwar aus einem einfachen Grund: Pathologen können das nicht, weil es – entgegen der weitverbreiteten, aber irrigen Annahme – nicht ihre Aufgabe ist und sie nicht entsprechend ausgebildet werden.

Aber der Reihe nach. Auch die Facharztausbildung zum Pathologen umfasst mindestens fünf Jahre, allerdings in einem Institut für Pathologie. In dieser Zeit wird der Aspirant auf den Facharzttitel für Pathologie mit Erkrankungen aus innerer Ursache konfrontiert, deren Diagnose vermutet wird oder vom Pathologen durch spezielle mikroskopische oder molekulargenetische Untersuchungstechniken überhaupt erst gestellt werden soll. Ein Pathologe untersucht ganz überwiegend am

Mikroskop Gewebeproben (sogenannte Biopsate), die per Nadel oder Stanzen aus dem Körper lebender Personen entnommen worden sind. Dabei geht es neben der Diagnose der Erkrankung sehr häufig auch um die Frage, ob es sich um eine akute Erkrankung oder ein chronisches Leiden handelt. Solche Aussagen können zum Beispiel wichtig sein, wenn es um die Einordnung einer Erkrankung als Arbeitsunfall geht, insbesondere unter versicherungsrechtlichen Aspekten. Bei Tumoren ist es Aufgabe des Pathologen, festzustellen, ob sie bösartig oder gutartig sind. Diese Unterscheidung ist für die weitere Behandlung des jeweiligen Patienten von fundamentaler Bedeutung. Pathologen können zum Beispiel auch mittels spezieller Untersuchungstechniken an Krebszellen nachweisen, ob der Tumor voraussichtlich auf eine spezielle Hormontherapie ansprechen wird oder welche Form der Chemotherapie im bestimmten Fall am aussichtsreichsten ist. Somit sind Pathologen ganz entscheidend daran beteiligt, individuelle Therapieformen für Erkrankte festzulegen. Das alles machen wir Rechtsmediziner nicht. Wir haben schlichtweg auch überhaupt keine Ahnung davon, da unsere Auftraggeber, Polizei und Staatsanwaltschaft, sich für ganz andere Fragestellungen interessieren – Fragen, die wiederum ein Pathologe nicht beantworten kann.

Es würde doch kein Fernsehmacher oder Krimiautor auf die Idee kommen, dass Rechtsmediziner die Arbeit von Pathologen machen, oder? Andersherum ist es allerdings die Regel. Pathologen sind in Fernsehkrimis allgegenwärtig. Und das, obwohl sie nur in Ausnahmefällen überhaupt noch mit Toten zu tun haben. Denn Pathologen obduzieren in Deutschland kaum noch. In den letzten 20 Jahren sind die Obduktionszahlen in der Pathologie um fast 80 Prozent gesunken. Demgegenüber sind die Obduktionszahlen in der Rechtsmedizin in diesem Zeitraum relativ konstant geblieben, in einigen Regionen hat die Zahl der Obduktionen in rechtsmedizinischen Instituten teilweise sogar zugenommen.

Zunächst muss man wissen, dass zwischen klinischen Obduktionen (so die korrekte Bezeichnung für in der Pathologie vorgenommene Leichenöffnungen) und gerichtlichen Obduktionen (die von uns Rechtsmedizinern durchgeführt werden) große Unterschiede bestehen. Bei der klinischen Obduktion stehen als Ziele die Klärung der Todesursache und die medizinische Qualitätskontrolle gleichberechtigt an erster Stelle. Beide Fragestellungen spielen dagegen in der Rechtsmedizin eine untergeordnete Rolle. Der Rechtsmediziner klärt mittels Obduktion primär die Todesart (*natürlicher* Tod oder *nicht-natürlicher* Tod?). Ergibt die gerichtliche Obduktion, dass ein Mensch eines natürlichen Todes (auf eine akute oder chronische Krankheit zurückzuführender Tod aus innerer Ursache) gestorben ist, interessiert der Fall die Ermittlungsbehörden nicht weiter, denn dann ist eine Fremdeinwirkung ausgeschlossen, und das Todesermittlungsverfahren kann eingestellt werden. Dem Staatsanwalt ist es deshalb auch völlig egal, ob jemand an einem Herzinfarkt, einer Bauchfellentzündung als

Folge eines Darmverschlusses, an Lungenkrebs, einer Leberzirrhose oder einem Schlaganfall gestorben ist, denn das sind alles Todesfälle aus innerer Ursache. Die eigentliche Todesursache ist folglich in der Rechtsmedizin völlig unerheblich. Vielmehr ist es in der Rechtsmedizin entscheidend, ob die Obduktion Hinweise auf eine äußere Gewalteinwirkung oder eine Vergiftung, also von außen auf den Betreffenden einwirkende Ereignisse – und damit eine *nicht-natürliche* Todesart –, ergeben hat. Der Pathologe wiederum interessiert sich vorrangig dafür, woran ein Mensch gestorben ist, denn dies ist für den behandelnden Arzt in der Klinik, auf dessen Anregung hin die klinische Obduktion erfolgt, natürlich entscheidend. Dies lässt nämlich im Nachhinein Rückschlüsse darauf zu, ob die gewählte medikamentöse Therapie oder das angewandte Operationsverfahren in diesem konkreten Fall geeignet war oder nicht. Vielleicht ist der Patient ja auch an etwas ganz anderem gestorben, an einem akuten Ereignis wie einem Herzinfarkt, der mit dem eigentlichen Grundleiden, weswegen er sich in stationärer Behandlung befand, gar nichts zu tun hatte. Dies sind die oben erwähnten Aspekte der medizinischen Qualitätskontrolle, auf die eine Obduktion durch den Pathologen abzielt.

Aber es gibt noch viele weitere ganz entscheidende Unterschiede zwischen den beiden Obduktionsformen. Bevor der Pathologe eine Obduktion durchführen kann, ist es für ihn zwingend erforderlich, dass die Angehörigen des Toten ihr Einverständnis zu dieser Leichenöffnung geben. In der Regel geschieht das auf Nachfrage durch den behandelnden Klinikarzt bei den Angehörigen. Liegt das Einverständnis nicht vor und der Pathologe obduziert trotzdem, kann er sich strafbar machen. Zum Beispiel kommt dann der Straftatbestand »*Störung der Totenruhe*« (§ 168 Strafgesetzbuch) in Betracht. Im Gegensatz dazu benötigt der Rechtsmediziner kein Einverständnis der Angehörigen. Der Leichnam ist in diesem Fall von der Staatsanwaltschaft beschlagnahmt. Das bedeutet, dass, auch wenn die Angehörigen eine Obduktion vehement ablehnen und stattdessen eine Herausgabe des Leichnams verlangen, dieses Ansinnen für das weitere Todesermittlungsverfahren keinerlei Relevanz hat. Obduziert wird trotzdem. Erst nach der Obduktion erfolgt die Freigabe des Leichnams – wiederum durch die Staatsanwaltschaft. Der Verstorbene kann dann von einem von den Angehörigen beauftragten Bestatter in der Rechtsmedizin zur Beerdigung oder Einäscherung abgeholt werden. Vorher nicht. Übrigens ist es in der Regel nicht die Staatsanwaltschaft, die eine gerichtliche Obduktion anordnet beziehungsweise genehmigt. Dies veranlasst fast immer ein Richter, allerdings auf Antrag der Staatsanwaltschaft. Nur in Ausnahmefällen kann der Staatsanwalt die Obduktion selbst anordnen, nämlich dann, wenn kein Richter erreichbar ist und die Gefahr besteht, dass Untersuchungsergebnisse durch Zeitverzögerung verloren gehen oder in ihrer Aussagekraft eingeschränkt werden könnten, falls die Obduktion erst einige Stunden später durchgeführt würde.

Bei gerichtlichen Obduktionen ist es zudem durch die deutsche Strafprozessordnung zwingend vorgeschrieben, dass zwei Rechtsmediziner die Leichenöffnung vornehmen. Pathologen hingegen obduzieren in der Regel allein (vergleiche Irrtum Nr. 15). Und auch die Vorgehensweise bei einer gerichtlichen Obduktion ist in der Strafprozessordnung genau festgelegt, anders als in der Pathologie. Bei einer gerichtlichen Obduktion müssen alle drei Leibeshöhlen (Kopfhöhle, Brusthöhle, Bauchhöhle) eröffnet und sämtliche Organe entnommen und einzeln präpariert und untersucht werden. In der Pathologie wird häufig anders verfahren. Es ist nicht unüblich, dass bei der Leichenöffnung nur das Herz (zum Beispiel bei Verdacht auf einen todesursächlichen angeborenen Herzfehler oder einen frischen Herzinfarkt) oder nur das Gehirn (bei Verdacht auf einen Hirntumor oder einen todesursächlichen Schlaganfall oder zur Klärung, an welcher Form von Demenz der Betroffene litt) entnommen und bei der Obduktion untersucht werden und alle anderen Organe unangetastet bleiben.

Ein Pathologe hat auch keine Möglichkeit, eine Vergiftung nachzuweisen, da ihm das nötige Equipment fehlt und er in der Beurteilung toxikologischer Befunde auch nicht ausgebildet ist.

Sie sehen, Rechtsmediziner und Pathologen sind auf keinen Fall über einen Kamm zu scheren. Beides sind völlig unterschiedliche Berufe mit gänzlich unterschiedlichen Tätigkeiten und Aufgabengebieten.

IRRTUM NR. 3

Die Angehörigen identifizieren
ihre Verstorbenen in der Rechtsmedizin

Jeder kennt sie, diese fast schon klassische Filmszene aus dem sonntäglichen *Tatort* oder einem anderen TV-Krimi, in der ein Angehöriger eines gewaltsam zu Tode gekommenen Menschen in der Rechtsmedizin auftaucht, um den Verstorbenen zu identifizieren.

Nachdem der Rechtsmediziner das Leichentuch gerade so weit zurückgeschlagen hat, dass das Gesicht des Toten zu sehen ist, betrachtet der Angehörige den Verstorbenen – je nach schauspielerischem Talent des jeweiligen Darstellers manchmal sogar mit Leichenbittermiene. Bei einem gut gemachten Film meint man als Zuschauer in diesem Moment, dass die Zeit stehen geblieben ist, und wenn der Plot spannend genug ist, überkommen einen Zweifel, ob es denn nun auch wirklich der Angehörige des Opfers ist. Die Erlösung folgt jedoch sogleich, wenn er seinen Verwandten mit einem trockenen Schlucken und rauher Stimme, manchmal auch wortlos nur mit einem Nicken, endlich identifiziert. Der Tote

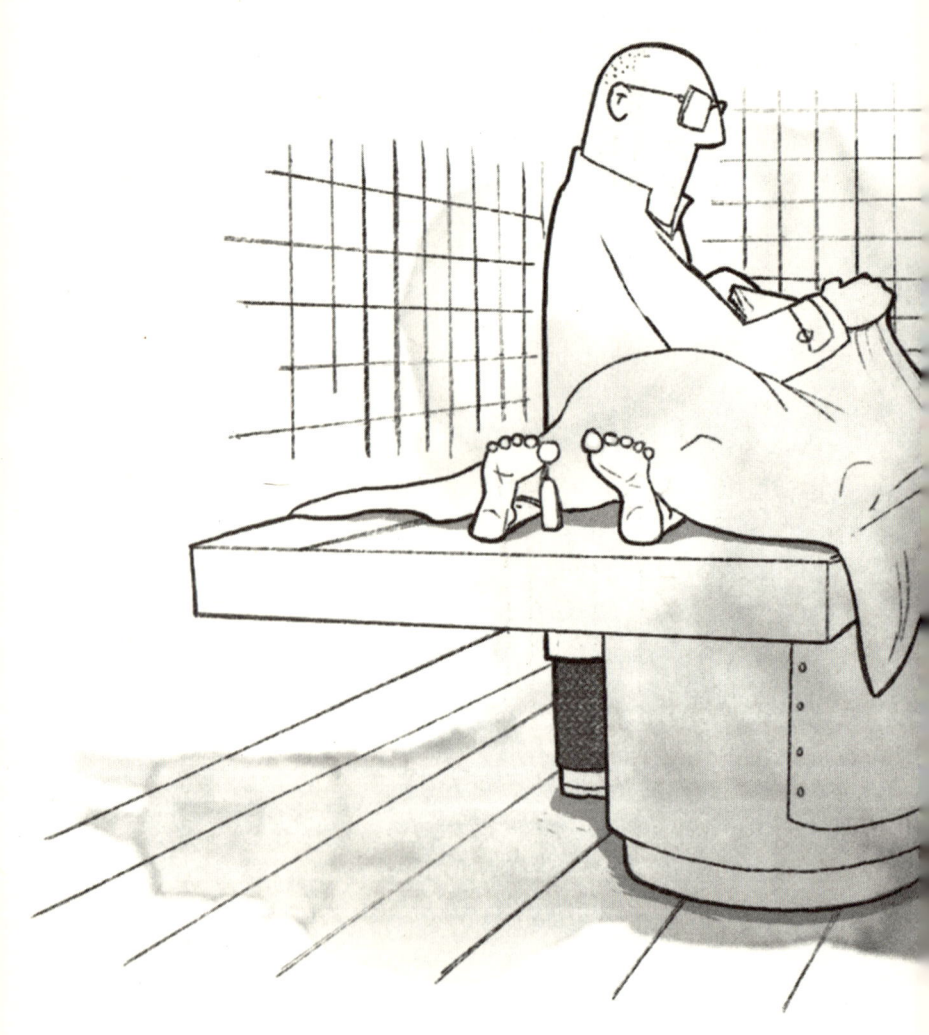

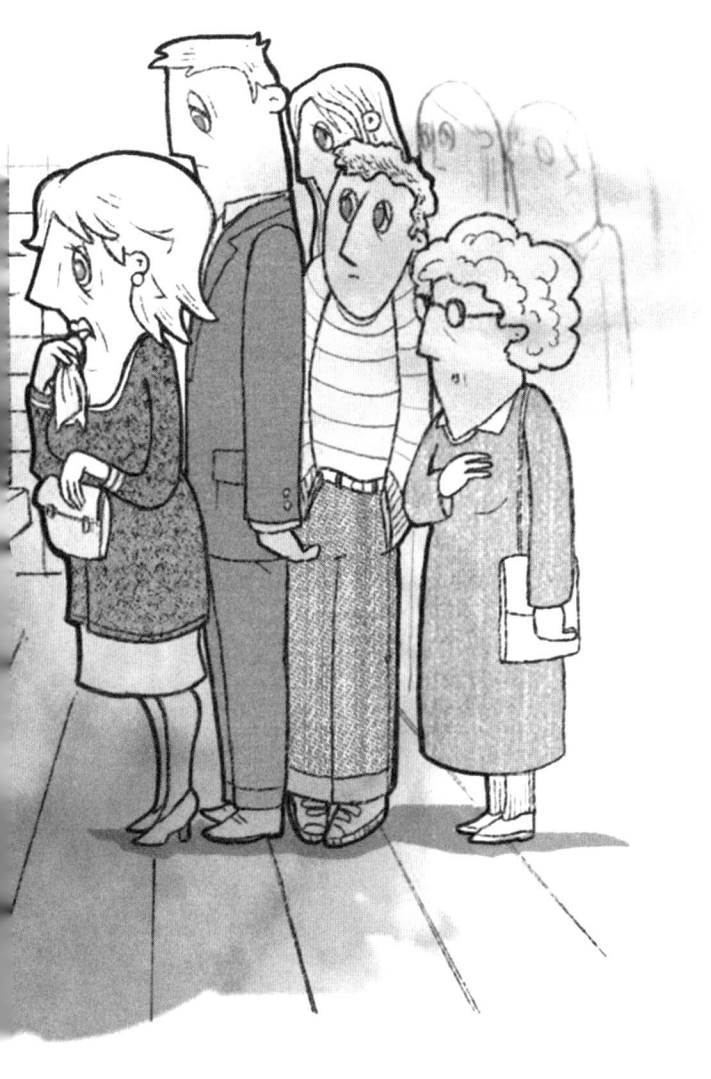

liegt dabei entweder ungekühlt (denn bei normaler Umgebungstemperatur ungehemmt ablaufende Leichenfäulnisprozesse sind in der filmischen Umsetzung von eher untergeordnetem Interesse) auf einem Sektionstisch unter einem Leichentuch, oder ein Assistent hat zuvor (mit leicht genervtem Gesichtsausdruck und Augenrollen, versteht sich) ein Kühlfach geöffnet und den Toten auf einer Metallbahre herausgezogen. »Er«, der Assistent, war bis Ende der 1990er Jahre meist bucklig und aß, während er zu den Kühlfächern schritt, fast immer ein Mettbrötchen. Mittlerweile geht der Trend zu sehr jungen, gut aussehenden und trotz Kittel oder Sektionssaalkleidung tief dekolletierten Assistentinnen.

Dass die oder der Angehörige beim Anblick des Toten plötzlich Sätze ausruft wie »Nein, das ist nicht mein Mann« oder »Die Frau kenne ich nicht«, kommt eher selten vor. Aber auch diese szenische Variante, die dem Regisseur kreativen Raum für Wendungen im weiteren Plot gibt, hat jeder von uns schon mal gesehen.

So weit erst mal die filmische Umsetzung.

Irgendwann hat sich das oben Geschilderte mal ein Drehbuchschreiber so ausgedacht – vermutlich war das in den Anfängen der *Tatort*-Serie. Und seitdem wird diese Szene in nahezu unveränderter Form nach bester »copy and paste«-Manier hemmungslos und völlig unreflektiert von Generationen von Drehbuchschreibern immer wieder bemüht.

Aber warum läuft die Identifizierung eines Toten nicht so ab?

Dafür gibt es unterschiedliche Gründe. Zunächst muss man wissen, dass über die Hälfte aller Tötungsdelikte Beziehungstaten sind. Der Täter stammt in über 80 Prozent der Fälle aus dem direkten persönlichen Umfeld des oder der Getöteten. Der oder die Mörderin (denn darum geht es ja in Krimis: um Mord) ist also in der Regel ein naher Angehöriger, ein Freund oder (guter) Bekannter. Wenn der potenzielle Täter im rechtsmedizinischen Institut in der Realität ein und aus gehen und auch noch direkten Kontakt mit dem Toten haben würde, wäre das der kriminaltechnische Super-GAU – eine absolute Spurenveränderungsaktion. Denn die Spurensicherung findet häufig erst im Rahmen der Obduktion statt, wenn sich nämlich ein zunächst unklarer Todesfall als Tötungsdelikt darstellt. Dabei würden unweigerlich DNA-Spuren, Fasern oder auch Fingerabdrücke (ja, man kann auch Fingerabdrücke an Leichenhaut nachweisen und dem Verursacher zuordnen) desjenigen, der bei der oben geschilderten »Identifizierung« zugegen war, ermittelt werden. Die dann alles entscheidende Frage – waren diese biologischen Spuren schon vorher am Leichnam vorhanden, oder sind sie erst während der Identifizierung dorthin gestreut worden? – lässt sich im Nachhinein durch keine Untersuchungsmethode der Welt noch sicher klären. Und deswegen wäre der Angehörige, der den Verstorbenen identifiziert hat, schon mal aus dem Schneider – unabhängig davon, ob er mit dem gewaltsamen Ableben etwas zu tun hat oder nicht. Wenn er tatsächlich der Täter wäre, könnte dies auf der Grundlage biologischer Spuren wie DNA, Fasern oder Fingerab-drücke vor Gericht nun nicht bewiesen werden.

Der umgekehrte Fall wäre bei derart sorglosem Um-gang mit Verstorbenen auch möglich: Ein gewiefter Täter könnte, während er den tief betroffenen und trauernden Angehörigen mimt, der zur Identifizierung in der Rechts-medizin auftaucht, falsche DNA- oder Faser-Spuren legen und somit den Verdacht auf einen anderen lenken.

So weit zu den kriminaltechnischen Aspekten, die der oben geschilderten Identifizierung entgegenstehen.

Man darf aber auch nicht das seelische Wohl der trau-ernden Angehörigen aus dem Blick verlieren. Naturge-mäß liegen in der Rechtsmedizin keine Verstorbenen, die friedlich entschlafen sind; untersucht werden ja eher die-jenigen, die gewaltsam aus dem Leben gerissen wurden. Und das bringt es mit sich, dass ihre Körper von Messer-stichen oder Geschossen durchlöchert, ihre Köpfe von einem Sturz aus großer Höhe oder von Tritten zertrüm-mert oder ganze Gliedmaßen bei einem Unfall (Arbeits-unfall mit schweren Maschinen, Verkehrsunfall) ampu-tiert wurden. Vielleicht wurden sie auch Opfer eines Wohnungsbrandes, und wir haben es mit einer stark ver-brannten Leiche zu tun. Wollen Angehörige ihren Ver-storbenen wirklich so sehen? Soll ein solches Bild, das sogar für uns Rechtsmediziner manchmal nur schwer zu ertragen ist, wirklich das Letzte sein, was sie von einem geliebten Menschen sehen und in Erinnerung behalten? Können wir als Ärzte (die Rechtsmediziner eben auch sind, wie wir im ersten Kapitel gelernt haben) das ethisch vertreten? Die Antwort auf alle drei Fragen ist ein klares Nein. Die Angehörigen sollten ihre verstorbenen Lieben so in Erinnerung behalten, wie sie zu Lebzeiten aussahen, und nicht als das, was der Tod aus ihnen gemacht hat.

Abgesehen von Verletzungen, Verstümmelungen oder Verbrennungen spielt auch Leichenfäulnis in der Rechtsmedizin eine große Rolle. In Berlin sind etwa 50 Prozent der etwa 2000 Leichen, die wir jährlich obduzieren, stark fäulnisverändert. Das bedeutet, dass ihre Körper durch Fäulnisgase häufig grotesk aufgebläht und ihre Gesichtszüge dadurch entstellt sind, dass die Haut grün-schwarz verfärbt ist und die Haare sich büschelweise von der Kopfhaut lösen. Kein schöner Anblick – schon gar nicht für den, der den Verstorbenen zu Lebzeiten ganz anders kannte. Und wie sollte in so einem Fall eine visuelle Identifizierung möglich sein, wenn das, was die Leichenfäulnis aus einem Körper gemacht hat, so ganz anders aussieht als der Mensch, den man in Erinnerung hat?

Damit sind wir bei der Frage: Wie läuft denn die Identifizierung eines Verstorbenen nun tatsächlich ab?

Wenn der oder die Verstorbene nicht fäulnisverändert ist und die Gesichtszüge nicht durch Verletzungen verändert oder entstellt sind, kommt ein Fotoabgleich in Frage. Das macht in der Regel die Abteilung der Kriminalpolizei, die mit der »Leichensachbearbeitung« (so heißt das im Amtsdeutsch tatsächlich) betraut ist. Ein zehn oder zwanzig Jahre alter Personalausweis ist für eine solche visuelle Identifizierung (Vergleich des Gesichts des unbekannten Toten mit einem Foto desjenigen, den der Kriminalbeamte vor sich vermutet) ungeeignet. Vielmehr wird der zuständige Kriminalbeamte sich von Angehörigen Fotos für den Vergleich übergeben lassen. Bei fortgeschrittener Leichenfäulnis kommt eine solche visuelle Identifizierung natürlich nicht in Frage. Hier bedient man sich unveränderlicher körperlicher Kennzeichen wie Tätowierungen, Operationsnarben oder des Nachweises von implantiertem Fremdmaterial wie Hüftprothesen, Herzschrittmachern oder Osteosynthesematerial (beispielsweise Schrauben, mit denen nach einem Arm- oder Beinbruch Knochenfragmente fixiert wurden). Wenn der betreffende Verstorbene in zahnärztlicher Behandlung war und der Zahnarzt bekannt ist, kann ein (in der Regel auch radiologischer) Vergleich des Gebisses des Toten mit dem vom Zahnarzt zur Verfügung gestellten Zahnstatus ebenfalls den entscheidenden Hinweis auf die Identität des Toten bringen. Eine DNA-Analyse ist im Vergleich zu den hier genannten Identifizierungsmethoden deutlich zeit- und kostenaufwendiger und wird deshalb in solchen Routinefällen vergleichsweise selten eingesetzt.

Also, vergessen Sie bitte auch die in Heerscharen durch Sektionssäle flanierenden Angehörigen!

IRRTUM NR. 4

Rechtsmediziner untersuchen nur Tote

Haben Sie schon mal im Fernsehen eine Rechtsmedizinerin oder einen Rechtsmediziner gesehen, die eine lebende Person untersuchen? Ich jedenfalls nicht. Selbst wenn der Rechtsmediziner die Hauptfigur in dem Film ist, hat es eine solche Szene offensichtlich bisher im Fernsehen noch nicht gegeben – dabei ist die Untersuchung lebender Personen eines unserer Hauptbetätigungsfelder. Ja, Sie lesen richtig. In einigen rechtsmedizinischen Instituten in Deutschland werden mittlerweile sogar mehr Untersuchungen von lebenden Personen als Obduktionen vorgenommen.

Sie sehen also: Wir sind keinesfalls nur »Leichenärzte«!

In erster Linie untersuchen wir überlebende Opfer von Straftaten; hier geht es vor allem um Körperverletzungen oder versuchte Tötungsdelikte. Nicht selten erfolgen die Angriffe, deren Verletzungsfolgen wir dann dokumentieren und interpretieren, im Rahmen häuslicher Gewalt.

Aber zu uns werden auch Opfer von Sexualdelikten und Kinder mit Misshandlungsverletzungen oder mutmaßlichen Hinweisen auf körperliche Vernachlässigung gebracht.

Zusätzlich eröffnen sich immer wieder neue Aufgabenfelder in der klinischen Rechtsmedizin, so wird diese spezielle Unterdisziplin unseres Fachgebiets nämlich bezeichnet. Die demographische Entwicklung in Deutschland mit einem steigenden Anteil älterer Menschen an der Bevölkerung und den damit verbundenen sozialen und gesellschaftlichen Herausforderungen geht mit speziellen strafrechtlichen Fragestellungen einher, die an uns als rechtsmedizinische Sachverständige herangetragen werden. Bei der Untersuchung älterer Menschen im Auftrag der Ermittlungsbehörden geht es zunehmend um die rechtsmedizinische Beantwortung der Frage nach dem Vorliegen von Pflegefehlern (zum Beispiel Dekubitus, also Wundliegegeschwüre bei Bettlägerigen). Aber auch körperliche Gewalt gegen Ältere – mitunter durch diejenigen, die eigentlich für ihr Wohlergehen verantwortlich sind und sie umsorgen sollen – ist leider keine Seltenheit mehr. Man darf dabei nicht vergessen, dass Gewalt gegen ältere Menschen in der Regel im privaten Umfeld (zu Hause, im Pflegeheim oder im Seniorenheim) und nicht in der Öffentlichkeit stattfindet. Entsprechend groß ist die Dunkelziffer. Die Fälle, die polizeibekannt werden, sind nur die Spitze des Eisbergs.

Seit einiger Zeit bekommen wir in der Rechtsmedizin auch die Veränderungen in sozialen Gefügen außerhalb

Europas, insbesondere im Nahen und Mittleren Osten mit Blick auf die Flüchtlingsproblematik und die dadurch bedingte zunehmende Anzahl von Asylverfahren in Deutschland, zu spüren. Die Frage, ob bei einem Asylbewerber bestimmte Hautnarben oder Amputationen von Gliedmaßen auf Folterpraktiken zurückgeführt werden können, beschäftigt uns zunehmend.

In der Berliner Rechtsmedizin untersuchen wir jedes Jahr etwa 700 bis 800 lebende Personen, die Opfer von Gewalt geworden sind – Tendenz steigend. Es sind nur wenige unter ihnen, die lediglich vorgeben, einem Gewaltdelikt zum Opfer gefallen zu sein, und uns dann selbstzugefügte Verletzungen als »Beweis« präsentieren. Aber da es in der Rechtsmedizin zum Erkennen von Selbstbeschädigung klare Unterscheidungsmerkmale gibt, bereiten uns solche Fälle in der Regel keine Schwierigkeiten in ihrer korrekten diagnostischen Einordnung.

Die klinische Rechtsmedizin ist mittlerweile seit über 20 Jahren ein fester Bestandteil der täglichen rechtsmedizinischen Arbeit – auch wenn das in der Öffentlichkeit bisher kaum zur Kenntnis genommen wird. Bei der Untersuchung geschädigter Personen erfolgt eine gerichtsverwertbare Dokumentation von Verletzungen, die auch in einem nachfolgenden Strafverfahren Bestand hat (im Gegensatz zu nicht ausreichend oder fehlerhaft interpretierten Verletzungen durch Ärzte, deren Aufgabengebiet primär in der Versorgung und Behandlung von Verletzungen liegt und nicht in der rechtsmedizinischen Beurteilung).

Die Kriterien, die Rechtsmediziner seit Jahrhunderten bei Obduktionen anwenden, um Verletzungen hinsichtlich ihres Entstehungsmechanismus einzuordnen und Tötungsdelikte zu rekonstruieren, kann man genauso auch bei den überlebenden Opfern von Gewalttaten anwenden. Wir können bei Lebenden genauso wie bei Toten anhand des Aussehens von Kopfplatzwunden oder Frakturlinien an Knochen rekonstruieren, ob Verletzungen die Folge eines Sturzes oder Schlages sind. Wenn Letzteres zutrifft, können wir zusätzlich dezidiert unterscheiden, ob zum Beispiel mit einem länglichen oder einem breiteren Gegenstand zugeschlagen wurde. Und bei mehreren Verletzungen können wir sagen, welche von ihnen zuerst entstanden ist.

Neben diesen rekonstruktiven Aspekten der Untersuchung lebender Personen (u. a. Sturz oder Schlag? Schlag mit Gegenstand? Was für ein Gegenstand wurde dabei verwendet?) ist die Frage nach der Lebensgefährlichkeit von Verletzungen für den Staatsanwalt von ganz entscheidender Bedeutung. Denn je nachdem, ob wir zum Beispiel feststellen, dass Gesichtsverletzungen von Faustschlägen oder von Schlägen mit einem Schlagwerkzeug (Schlagring, Hammer, Baseballschläger etc.) herrühren, bekommt der Tatvorwurf eine ganz andere Qualität, und das wirkt sich selbstverständlich auch auf die spätere gerichtliche Anklage des Täters aus. Denn der Einsatz einer »Waffe« oder eines »gefährlichen Werkzeuges« (so der Wortlaut in § 224 des deutschen Strafgesetzbuches) wird strafrechtlich als »gefährliche Körperverletzung«

eingeordnet und mit einem entsprechend höheren Strafmaß geahndet als »nur« Schläge mit der Hand oder Faust, die als einfache Körperverletzung klassifiziert werden.

Genauso kann ein Angriff gegen den Hals (zum Beispiel Drosseln mit einem Drosselwerkzeug oder Würgen mit den Händen) ganz unterschiedlich verlaufen. Dass konkrete Lebensgefahr für das Opfer bestand, stellen wir unter anderem an dem Vorhandensein kleinster punktförmiger Blutungen fest. Diese Blutungen werden übrigens häufig fälschlicherweise als »Erstickungsblutungen« bezeichnet, obwohl sie sich auch bei verschiedenen inneren Erkrankungen finden lassen. Aber insbesondere die Kombination dieser punktförmigen Blutungen mit Drossel- oder Würgemalen am Hals des Geschädigten, dem Auftreten von Bewusstlosigkeit, Urin- und Stuhlabgang und weiteren Symptomen zeigen dem Rechtsmediziner, dass Lebensgefahr für das (überlebende) strangulierte Opfer bestand.

Sie sehen, es ist bei weitem nicht so, dass wir uns nur mit Toten beschäftigen. Die Untersuchung lebender Personen hat nicht nur ihren festen Platz in der Rechtsmedizin, sie hat genauso wie die Obduktion Verstorbener ihre Berechtigung zur Aufklärung von schweren Straftaten.

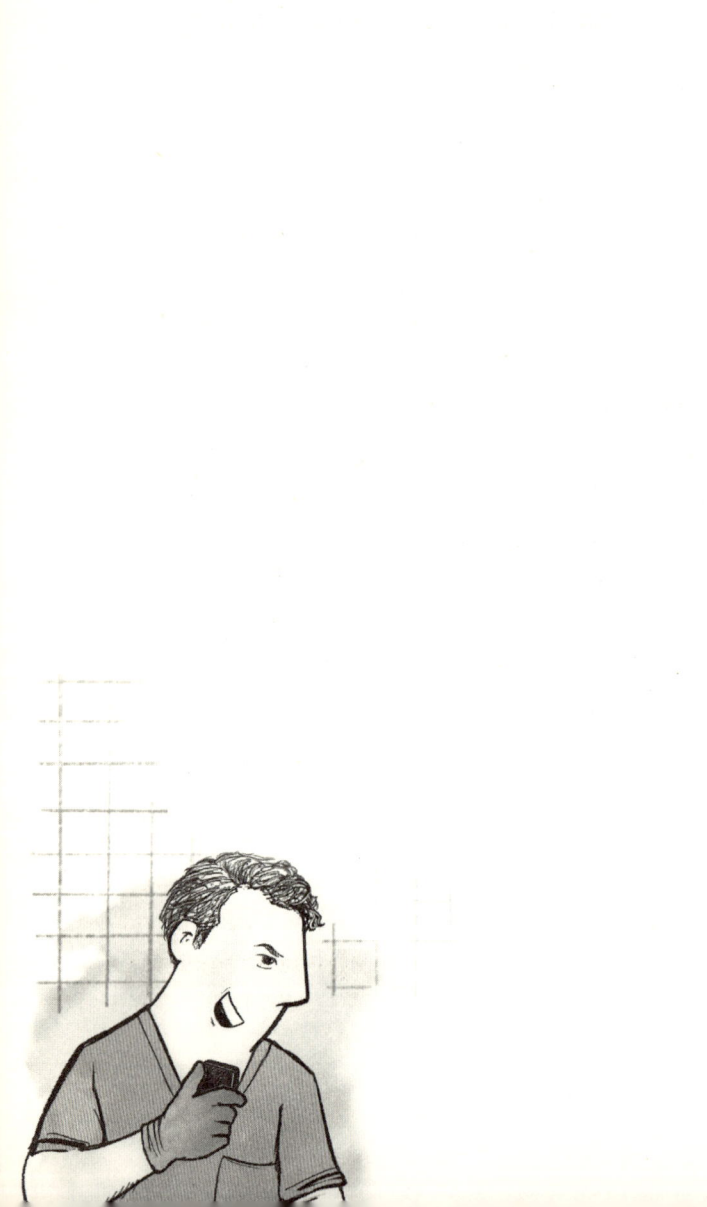

IRRTUM NR. 5

Serienkiller bestimmen den Arbeitsalltag des Rechtsmediziners

Serienkiller geht immer. Im Film wie in der Kriminalliteratur ist die Jagd auf einen Serienmörder nach wie vor ein Dauerbrenner; das Thema scheint sich in den letzten 25 Jahren wirklich nicht abgenutzt zu haben. Dieser Trend begann mit dem fünffach Oscar-prämierten Film *Das Schweigen der Lämmer* nach der Romanvorlage von Thomas Harris. Kaum jemand, der 1991 diesen Film im Kino sah, konnte sich damals seiner Faszination entziehen. Aber auch heute noch ist dieser Film für mich eines der spannendsten und intensivsten Stücke der Filmgeschichte.

Mit seinem Roman *Das Schweigen der Lämmer* begründete Harris 1988 zwar nicht das True-Crime-Genre (das war bereits viel früher von Truman Capote oder literarischen Umsetzungen des Jack-the-Ripper-Stoffes besetzt worden), aber er war der erste Autor, der Serienkiller und Profiling, also die Erstellung von Persönlichkeitsprofilen von Tätern durch Fallanalytiker, thematisch verknüpfte und im Thriller einführte. Dabei ließ er sich nicht nur für seinen Killer Buffalo Bill von echten Serienmördern inspirieren wie zum Beispiel von Ed Gein, der in den 1950er Jahren in Wisconsin mehrere Menschen tötete, ihre Leichen ausweidete und aus ihrer Gesichtshaut Masken herstellte, oder beispielsweise auch von Ted Bundy, der in den 1970er Jahren in mehreren Regionen der USA mindestens 28 junge Frauen (sehr wahrscheinlich aber einige Dutzend mehr) tötete, sondern er recherchierte für sein Buch auch direkt beim FBI, das mit der *Behavioral Analysis Unit (BAU)* das Profiling in die moderne Kriminalwissenschaft einführte.

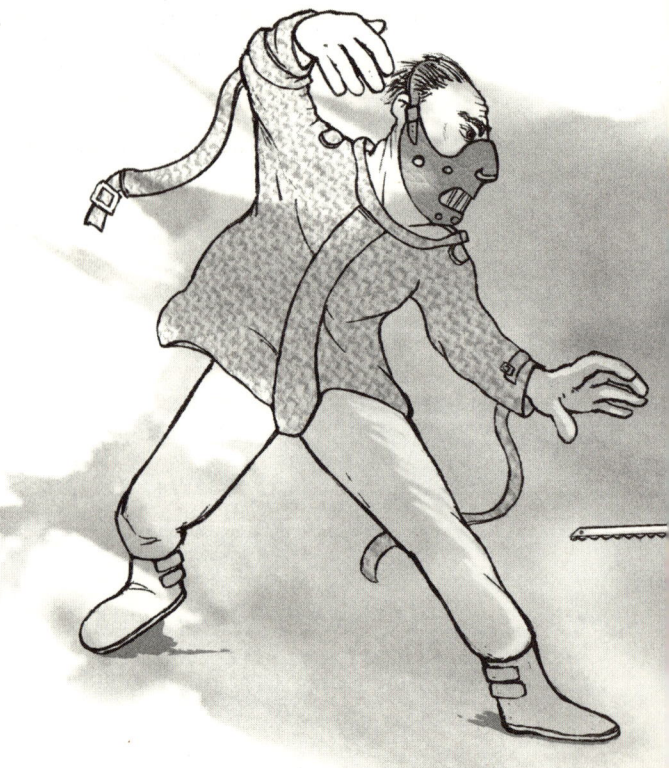

Schätzen Sie mal, wie viele Serienmörder aktuell in Deutschland ihr Unwesen treiben. Der Serienmörder wird als ein Täter definiert, der zwei oder mehr Morde begeht, allerdings mit zeitlichem Abstand zwischen den Taten und fast immer an unterschiedlichen Tatorten. Ein Massenmörder unterscheidet sich übrigens grundlegend von einem Serienmörder, auch wenn viele Krimiautoren und Drehbuchschreiber diesen Begriffen häufig die gleiche Bedeutung zuweisen. Der Massenmörder tötet mehrere Menschen gleichzeitig an einem Ort.

Derzeit sollen den Einschätzungen von Kriminalisten zufolge zwischen acht und zehn Serienmörder in Deutschland aktiv sein. Ob das zutrifft, vermag ich nicht zu überprüfen, aber sicherlich sind das deutlich weniger, als Sie erwartet haben. Diese geringe Anzahl erklärt, warum die Bedeutung von Serienmorden für die Rechtsmedizin in Deutschland völlig überschätzt wird

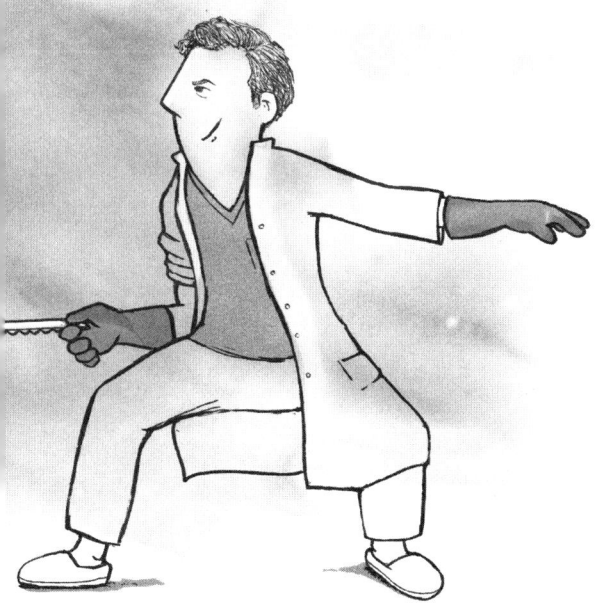

(was für Länder wie Mexiko oder Kolumbien allerdings nicht gilt).

In meiner beruflichen Laufbahn als Rechtsmediziner bin ich bisher mit den Obduktionen der Opfer von insgesamt acht Serienmördern befasst gewesen, zu Beginn meiner beruflichen Laufbahn als Rechtsmediziner in Hamburg und später dann auch in Berlin und Brandenburg. Allerdings kann ich aus eigener Erfahrung sagen, dass Intelligenz, Fähigkeit zu geplantem Handeln und Nervenstärke bei Serienmördern völlig überschätzt werden, da uns die Fiktion gerne eine ganz andere Vorstellung vermittelt. Es passt natürlich auch dramaturgisch viel besser, wenn man es nicht mit einem Blödmann zu tun hat, der es nur durch pures Glück oder Ermittlungspannen der Polizei schafft, mehrere Morde hintereinander zu begehen, ohne dass man ihm auf die Spur kommt. Aber die fiktionale Darstellung des Serienmörders, der den ermittelnden Polizeibeamten immer ein Stück voraus ist, sie in Fallen tappen lässt und an (oder in) Leichen Hinweise auf seine Identität oder weitere Opfer hinterlässt, ist in jedem Fall spannend für die Zuschauer und Leser. Und das funktioniert immer. Ich weiß, wovon ich rede, denn genauso haben Sebastian Fitzek und ich in unserem gemeinsamen Thriller *Abgeschnitten* den Plot befeuert. Allerdings war das in dieser Geschichte alles nur Fiktion. Mir sind in meiner mittlerweile über zwanzigjährigen Berufskarriere als Rechtsmediziner erst zwei Fälle untergekommen, bei denen ein Serienmörder seine Signatur hinterlassen hat – in einem Fall einen Schriftzug auf den Beinen, im anderen Fall einen Stein im Enddarm des Opfers. Beide Fälle waren übrigens Inspiration und Grundlage für meine True-Crime-Thriller *Zerschunden* und *Zersetzt* – insofern gilt das eingangs gemachte Statement »Serienkiller geht immer« auch für meine Ausflüge in die Belletristik.

Jeden Krimistoff, bei dem es um Mord und Totschlag, aber nicht zwangsläufig gleich um Serienmord geht, zeichnet aus, dass er bei richtiger Zubereitung das vom Zuschauer oder Leser gewünschte wohlige Grausen erzeugt. Man sitzt schön zu Hause im Trockenen und Warmen und kann, wenn es allzu hart wird, wegschauen, wegzappen oder den Fernseher gleich ganz ausmachen beziehungsweise bis zum nächsten Kapitel weiterblättern oder das Buch zuklappen. Das können wir als Rechtsmediziner bei unseren Fällen nicht. Außerdem riecht es bei uns im Sektionssaal nach Blut und Fäulnis, die Knochensäge kreischt beim Öffnen des Schädeldaches in den Ohren, und die Fliegenmaden zucken in der Abflussschale des Sektionstischs. Das bleibt Ihnen als Krimi-Fan zum Glück erspart.

IRRTUM NR. 6

Tote sind immer leichenblass

Stimmt nicht – im Gegenteil. Eine bläulich violette Verfärbung der Haut in Form von Leichenflecken ist sogar ein entscheidendes Kriterium zur Feststellung des Todes. Tote sind also eher selten blass.

Aber der Reihe nach. Mit dem Thriller *Leichenblässe* von Simon Beckett, bei dem die Hauptfigur Dr. David Hunter, seines Zeichens forensischer Anthropologe und ganz vorn dabei, wenn es darum geht, Verbrecher mit rechtsmedizinischen Untersuchungen zu überführen, hat der Begriff »Leichenblässe« Einzug ins Krimi-Genre gehalten. Dieser Buchtitel bedient damit hervorragend das Klischee, Tote seien kreideweiß. Aber ich glaube nicht, dass Simon Beckett ernsthaft auf die Idee kommen würde, Tote hätten eine blasse Hautfarbe. Dazu erscheint er mir zu intelligent und zu gut informiert über die meisten Phänomene, die mit dem Tod zu tun haben. Offensichtlich wurde der englische Originaltitel *Whispers of the Dead* (»Geflüster der Toten«) einfach schlecht und unüberlegt von jemandem, der es noch nie in seinem Leben mit Toten zu tun hatte oder dem die Marketing-Abteilung des Verlages wie ein Frettchen im Nacken saß, sehr frei und kreativ mit »Leichenblässe« ins Deutsche übersetzt. Damit hat derjenige einen weiteren populären Irrtum begründet – und deshalb trotzdem: danke für eine solche geballte Portion Unkenntnis.

Doch nun zur Realität. Bei Verstorbenen zeichnet sich in der Regel eine bläulich violette, flächenhafte Verfärbung der Haut ab. Das sind die Leichenflecken (oder Totenflecken), die sich im Bereich der größeren Blutgefäße im Unterhautfettgewebe bilden. Wenn mit Eintritt des Todes das Herz aufgehört hat zu schlagen, kommt der Blutkreislauf zum Erliegen; das Blut sinkt – bedingt durch die Schwerkraft – in den Gefäßen ab. Bei Rückenlage des Toten sind die Leichenflecken auf der Körperrückseite lokalisiert, bei Bauchlage vorn. Bei sehr niedrigen Temperaturen oder Kohlenmonoxidvergiftungen haben Leichenflecken eine hellrötliche Farbe, was dem aufmerksamen Arzt bei der Leichenschau schon einen ersten Hinweis auf die mögliche Todesursache und -art gibt (nämlich *nicht-natürlich*, da weder eine Vergiftung noch ein Erfrieren unter Erkrankung aus innerer Ursache subsummiert werden). In ganz seltenen Fällen kann ein Toter tatsächlich auch mal blass aussehen. Das setzt allerdings voraus, dass er zu Lebzeiten verblutet (das Wort »ausgeblutet« trifft es hier eigentlich besser) ist oder zu Lebzeiten bereits an einer sehr schweren und unbehandelten Blutarmut (Anämie) litt. Aber das sind eben die absoluten Ausnahmen, und ich möchte dem Erfinder des Titels *Leichenblässe* dieses Fachwissen auch entschieden absprechen.

Eine ausgeprägte Blässe der Haut findet sich im Gegensatz zu Toten allerdings bei lebenden Menschen mit verschiedenen lebensbedrohlichen Krankheitsbildern, die allesamt zu einem Kreislaufschock führen können. Insofern trifft der Begriff »Leichenblässe« beim Lebenden in diesen Fällen weitaus besser zu als bei Toten, denn schließlich ist der oder die Betreffende nicht nur blass, sondern gewissermaßen »mehr tot als lebendig«, weil in akuter Lebensgefahr. Ein solcher Schock kann nach schweren Verletzungen im Rahmen eines Verkehrsunfalls oder Sturzes aus größerer Höhe, aber auch bei einer akut einsetzenden Herzleistungsschwäche aus innerer Ursache auftreten. Bei einem Kreislaufschock werden vermehrt Hormone ausgeschüttet, die zu einer Engstellung der Blutgefäße in der Körperperipherie führen. Damit will der Körper sicherstellen, dass die überlebenswichtigen Organe wie Herz und Gehirn auch weiterhin ausreichend durchblutet werden. Die Blutgefäße in der Haut sind stark verengt und kaum noch mit Blut gefüllt, da die Haut in dieser Situation von untergeordneter Bedeutung ist. Und da die Haut kaum noch durchblutet wird, wirkt der betreffende Mensch eben in dieser Situation ausgesprochen blass.

Nach so viel Schelte sei mir noch eine Bemerkung zu Simon Becketts forensischem Anthropologen David Hunter gestattet. Dieser Mann ist ein Tausendsassa. Er kann mit einem kurzen Blick anhand eines Stückes eines verkohlten Beckenknochens das Geschlecht und Lebensalter des Verstorbenen exakt bestimmen – ja, er kann sogar körperliche Auffälligkeiten des Todesopfers sowie seine Lebensumstände und Ernährungsgewohnheiten, die dann ganz entscheidend zu der Identifizierung des Unbekannten beitragen, an diesem kleinen, schwer in Mitleidenschaft gezogenem Knochenteilchen erkennen. Nicht schlecht. Aber leider hat das mit der Realität nichts zu tun – so funktioniert das nicht. Wenn Sie jetzt denken, mir gefällt Becketts David-Hunter-Reihe nicht, liegen Sie aber falsch. Ich habe diese Bücher verschlungen, denn ich lese sie ja nicht zu Fortbildungszwecken oder um zu sehen, wie meine Kollegen arbeiten, sondern zur reinen Unterhaltung. Und da ist es mir wirklich völlig egal, ob Untersuchungsmethoden realistisch oder unrealistisch dargestellt werden, solange der Spannungsbogen hält. *Kalte Asche* und *Verwesung* sind Meilensteile der Thriller-Literatur, was die Darstellung eines forensisch-anthropologischen Ermittlers anbelangt. Viele Leser halten ihn übrigens für einen Rechtsmediziner, doch das ist er nicht.

IRRTUM NR. 7

Die grüne Farbe des altägyptischen Totengottes Osiris steht für Wiederauferstehung

Haben Sie sich eigentlich schon mal gefragt, warum Osiris, der Gott der Toten im alten Ägypten, zwar als Mensch, aber mit grüner Hautfarbe dargestellt wird? Die meisten Ägyptologen meinen, dass dieses Grün als Symbol für Vegetation, Wachstum und Wiederauferstehung zu verstehen ist. Das ist leider eine irrige Interpretation der grünen Hautfarbe von Osiris. Wenn man sich die Osiris-Darstellungen einmal genauer ansieht, fällt auf, dass der Grünton nicht so schimmernd, nicht so kräftig wie das Grün der Vegetation auf altägyptischen Darstellungen anmutet; es ist eher ein Dunkelgrün, auf einigen Darstellungen auch in einen schmutzig gräulich grünlichen Farbton übergehend.

Osiris war nicht immer Gott und Richter über die Toten und Herrscher der Unterwelt. Der ägyptischen Mythologie zufolge wurde Osiris von seinem Bruder Seth ermordet und zerstückelt, was zur Entstehung des

Jenseits führte, über das Osiris dann herrschte. Osiris starb also, ehe er zum Gott der Toten wurde. Sein Körper wurde nach seinem Tod von Leichenfäulnisveränderungen heimgesucht.

Die Farbe der Leichenfäulnis ist Grün. Eine schmutzig grünliche Verfärbung der Oberhaut, in späteren Stadien auch einhergehend mit blasigen, zum Teil großflächigen Oberhautablösungen, ist eines der sicheren Todeszeichen. Während die Bakterien, die unseren Darm zu Lebzeiten besiedeln, beim gesunden Menschen durch die Schleimhautbarriere des Darms und vom Immunsystem in Schach gehalten werden, können sich diese Bakterien nach dem Tod ungehemmt im gesamten Körper ausbreiten und vermehren. Abermillionen von Bakterien durchwandern einige Tage nach dem Tod die verschiedenen Organe und die Blutgefäße des menschlichen Körpers.

Auch wenn die Chemie des Todes bisher nicht völlig entschlüsselt ist, so weiß man zumindest sicher, dass die grüne Farbe der Leichenfäulnis dadurch entsteht, dass die Bakterien auf ihrem Weg durch den toten Körper mit dem roten Blutfarbstoff in Berührung kommen und ihn durch bakterielle Stoffwechselprozesse abbauen. Dabei werden sogenannte Verdoglobine freigesetzt – Substanzen, die eine grünliche Eigenfarbe besitzen.

Meistens fällt Leichenfäulnis zuerst an der Haut am rechten Unterbauch auf. In den dort gelegenen Darmabschnitten besiedeln bereits zu Lebzeiten die meisten Bakterien unseren Körper. Wenn die Leichenfäulnis ihr

Maximum erreicht hat, ist die Haut der gesamten Körperoberfläche dunkelgrünlich verfärbt. In späteren Stadien der Leichenfäulnis entstehen sogenannte Fäulnisblasen: Die oberste Hautschicht löst sich in großen, mit gräulicher oder hellbräunlicher Flüssigkeit gefüllten Blasen teilweise großflächig von der Körperoberfläche ab. Diese Blasen können zum Teil monströse Ausmaße annehmen und reißen sehr leicht ein, zum Beispiel bei der Untersuchung oder dem Drehen des Leichnams. Dann ergießt sich ihr Inhalt nach außen – nicht zur Freude des Arztes, der die Leichenschau durchführt.

Auch die Physiognomie des Toten verändert sich durch die Leichenfäulnis. Wenn schon der Anblick einer faulen Leiche für die meisten Menschen schwer zu ertragen ist, ist dies für Angehörige, die den Verstorbenen finden, noch ungleich schwerer. Das Gesicht des Toten wirkt durch die Fäulnisgase aufgedunsen; die Lippen und die Zunge, die von Fäulnisgasen zwischen die Zahnreihen gepresst wird, sind aufgequollen und verleihen dem Gesicht des Toten Ähnlichkeit mit einer froschmaulartigen Maske. Eine visuelle Identifizierung des Toten, das heißt ein Erkennen des Verstorbenen durch Angehörige oder Bekannte, ist dann nicht nur unmöglich, sondern auch absolut unzumutbar.

Wie schnell ein Leichnam fault beziehungsweise verfault, hängt fast ausschließlich von der Umgebungstemperatur ab. Bei hohen Lufttemperaturen, etwa in südlichen Regionen oder auch in warmen Sommern in unseren Breitengraden, kann es sein, dass ein Leichnam in einer

Wohnung nach zwei bis drei Tagen schon so ausgeprägte Fäulnisveränderungen aufweist, dass Nachbarn durch
die Wohnungsdecke den typischen Leichenfäulnisgeruch
wahrnehmen. Das liegt daran, dass Bakterien sich bei
warmen Temperaturen gut vermehren. Im Gegenteil dazu
verzögern kühle oder kalte Umgebungstemperaturen das
Fortschreiten von Leichenfäulnis; bei Temperaturen um
den Gefrierpunkt kommt es überhaupt nicht zum Auftreten von Leichenfäulnis.

IRRTUM NR. 8

Mann/Frau kann sich
selbst erwürgen

Wenn eine Person fiktiv in einem Krimi durch eine Strangulation zu Tode kommt, werden die Begriffe »Erdrosseln« und »Erwürgen« und ihre jeweilige rechtsmedizinische Definition häufig arg durcheinandergebracht. Feststellungen wie: »Herr X ist erwürgt worden. Er hat am Hals eine Strangmarke«, »Frau Y hat sich das Leben genommen. Sie hat sich erwürgt« oder: »Frau Z gibt zu Protokoll, ihr Mann hätte sie erdrosselt«, sind schlichtweg falsch, da rechtsmedizinisch nicht korrekt.

Aber gehen wir auch hier der Reihe nach vor. Unter dem Oberbegriff »Strangulation« werden Hängen, Würgen und Drosseln subsumiert. Wenn das Ganze tödlich ausgeht, kommt die Silbe »Er-« davor: Erhängen, Erwürgen, Erdrosseln. Insofern kann Frau Z zwar bei der Polizei davon berichten, dass ihr Mann sie gedrosselt hat. Dazu wäre sie aber nicht mehr in der Lage, wenn er sie erdrosselt hätte.

Auch wenn alle drei Formen der Strangulation die Gemeinsamkeit haben, dass jeweils Gewalt gegen den Hals in Form von Kompression der Halsweichteile ausgeführt wird und je nach Dauer und Intensität der Strangulation eine Bewusstlosigkeit oder sogar der Tod durch akuten Sauerstoffmangel des Gehirns eintreten kann, gibt es gravierende Unterschiede zwischen Hängen, Würgen und Drosseln.

(Er-)Hängen ist definiert als die Kompression der Halsweichteile durch ein Strangwerkzeug, das vom eigenen Körpergewicht um den Hals zugezogen wird. Dabei ist es egal, ob die Person sich dabei in frei hängender, stehender, sitzender oder liegender Position befindet. Ja, Sie lesen richtig – man kann sich auch im Liegen erhängen, denn das Gewicht des Kopfes von etwa 5 kg reicht aus, die Schlinge um den Hals – im wahrsten Sinne des Wortes – zuzuziehen. Erhängen ist eine der häufigsten Suizidformen, die wir in der Rechtsmedizin zu sehen bekommen. Tötungsdelikte durch Erhängen kommen vor, sind jedoch heutzutage die absolute Ausnahme. In der Zeit des Wilden Westens, wo an jedem Baum einer hing oder doch wenigstens mit einer Schlinge um den Hals auf seinem Pferd sitzend darauf zu warten schien, war das noch anders, zumindest wenn man den »realistischen« cineastischen Darstellungen von Sergio Leone oder Quentin Tarantino Glauben schenken mag. Typisch für Erhängen ist die Strangmarke an der Halshaut. Dabei handelt es sich um eine meist an der Halsvorderseite befindliche bandförmige Schürfungs- und Vertrocknungszone, die in ihrer Breite exakt der Breite des Strang-werkzeuges entspricht, da sie ja quasi dessen Negativ-abdruck ist.

Erwürgen ist dagegen per definitionem die Kompression der Halsweichteile durch eine oder beide Hände von vorn oder von hinten. Hat man es mit Erwürgen zu tun, handelt es sich immer um ein Tötungsdelikt, denn man kann sich nicht selbst erwürgen. Man kann sich zwar selbst bis zur Bewusstlosigkeit würgen, aber in dem Moment, in dem das Bewusstsein aussetzt, nimmt auch schlagartig der Muskeltonus ab, und die Muskulatur der Arme und Hände erschlafft, womit auch die Kompression der Halsweichteile augenblicklich aufhört. Kurze Zeit später wird der Betreffende wieder zu Bewusstsein kommen.

Würgen beziehungsweise Erwürgen sehen wir nicht selten bei Sexualdelikten beziehungsweise Sexualmorden. Der in der Regel an Gewicht und Kraft überlegene Täter kann sein Opfer einerseits mittels dieses Strangulationsmechanismus relativ leicht gefügig machen, da das Opfer durch den akuten Sauerstoffmangel Todesangst erleidet (zu Recht, da es in akuter Lebensgefahr schwebt und in diesem Moment allein vom Wohl und Weh des Täters abhängt). Andererseits ist die Intensität einer Strangulation mittels Würgen für den Täter (der sein Opfer bei einer Vergewaltigung nicht zwangsläufig töten will) besser steuerbar als beim Drosseln, bei dem die Lebensgefährlichkeit für den Täter schwerer einzuschätzen ist. Das Resultat vom (Er-)Würgen an der Halshaut des

Opfers sind flächenhafte Hautschürfungen und Fingernagelkratzspuren, manchmal auch halbmondförmige Abdrücke, die den Fingernagelrändern der würgenden Hand des Täters entsprechen.

Beim dritten Strangulationsmechanismus, dem Erdrosseln, werden die Halsweichteile durch ein Strangwerkzeug (in diesem Fall auch als Drosselwerkzeug bezeichnet) komprimiert, das durch eigene oder fremde Hand zugezogen wird. Dabei kann zum Beispiel ein Strick, Elektrokabel, Büstenhalter, Kabelbinder, Handtuch etc. zum Einsatz kommen – einfach alles, was lang und flexibel genug ist, damit es um den Hals geschlungen werden kann. Und im Unterschied zum Würgen kann man sich tatsächlich selbst erdrosseln – nämlich dann, wenn sichergestellt ist, dass das Drosselwerkzeug sich nicht wieder löst, wenn die Bewusstlosigkeit eintritt. Wenn jemand sich selbst erdrosseln will, muss er so lange noch bei Bewusstsein sein, bis er das Drosselwerkzeug um seinen Hals so fest verknotet hat, dass es sich nicht wieder löst. Dazu muss man wissen, dass es ungefähr 20 bis 30 Sekunden dauert, bis Bewusstlosigkeit eintritt, wenn die Halsweichteile vollständig und kräftig komprimiert werden; das hängt aber auch von Lebensalter, Konstitution und Gesundheitszustand des Betreffenden ab. Beim (Er-)Drosseln findet sich – ähnlich der Strangmarke beim (Er-)Hängen – eine Drosselmarke, also der Negativabdruck des Drosselwerkzeuges und seiner eventuellen Eigenschaften (Lochaussparungen bei Gürtel, Strukturbild bei groben Stricken etc.).

Deshalb merken wir uns (und geben das gerne auch so an befreundete Krimi- und Drehbuchautoren weiter):

1. Es gibt verschiedene Formen der Strangulation, die sich erheblich unterscheiden.
2. Man kann sich nicht selbst erwürgen.
3. Jemand, der *er*würgt, *er*hängt oder *er*drosselt wurde, ist definitiv tot und kann deshalb dazu auch nicht mehr als Zeuge aussagen.
4. Beim (Er-)Hängen und (Er-)Drosseln findet der Rechtsmediziner am Hals eine Strang- beziehungsweise Drosselmarke, was beim (Er-)Würgen nicht der Fall ist.

Geht doch. Ist doch gar nicht so schwer, oder?

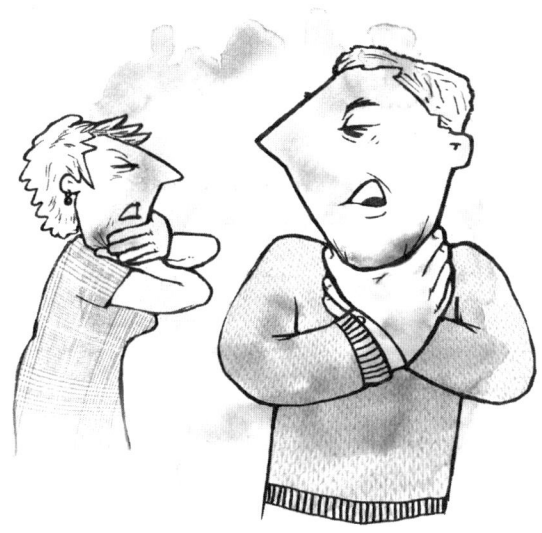

IRRTUM NR. 9

Leichenfäulnis und -verwesung sind identische Vorgänge

Der Begriff »Verwesung« wird von Laien häufig als Synonym für »Fäulnis« verwendet. Dies ist allerdings nicht korrekt. Im Gegensatz zur Leichenfäulnis, die von der körpereigenen Bakterienflora des Verstorbenen ausgeht, versteht man unter der Verwesung von Leichen in der Rechtsmedizin einen Prozess, der von Bakterien verursacht wird, die aus der Luft kommen und auf diesem Weg den Leichnam besiedeln. Die Verwesung einer Leiche setzt erst im fortgeschrittenen Stadium der Leichenfäulnis ein. Beide Vorgänge laufen dann parallel ab. Das menschliche Gewebe wird schließlich trocken, hat eine bräunliche Färbung und erinnert vom Aussehen (nicht aber von der Konsistenz) her etwas an vertrocknetes Moos oder Baumrinden- und Laubreste auf dem trockenen Waldboden. Auch am Geruch kann man Fäulnis und Verwesung unterscheiden. Im Gegensatz zum Fäulnisgeruch, der zwar süßlich ist, dabei aber unangenehm in der Nase sticht, geht von Verwesung ein muffiger, weniger süßlicher und nicht so strenger Geruch aus, der für den Laien, der das erste Mal einen Sektionssaal oder Leichenfundort betritt, wesentlich besser zu ertragen ist als der Geruch von Leichenfäulnis.

IRRTUM NR. 10

Jeder hat zu jeder Zeit freien Zugang zu den Räumlichkeiten eines rechtsmedizinischen Instituts

Wer kennt diese Szene nicht aus dem sonntäglichen *Tatort?* Der Münsteraner Rechtsmediziner Professor Boerne und seine Assistentin Alberich (grandios gespielt von Christine Urspruch) – oder andere, dann aber nicht so bekannte und meist auch weniger begnadete Kollegen unserer Zunft – gehen im Sektionssaal ihrer Arbeit nach. Da erscheint plötzlich die Ehefrau des Mordopfers mitten im Sektionssaal. Sie will sich entweder auf eigene Initiative hin vom Ableben ihres Mannes überzeugen oder erscheint auf Drängen der ermittelnden Kriminalbeamten im Sektionssaal, um ihn zu identifizieren (vergleiche Irrtum Nr. 3). Zumeist liegt der Verbliebene immer noch auf einem der Sektionstische zu diesem Zweck bereit – als ob es für die Leichenlagerung keine Kühlfächer bei uns gäbe! Ganz entscheidend für die dramaturgische Wucht dieser Szene ist dabei die Tatsache, dass die betreffende Angehörige völlig überraschend für die gerade im Sektionssaal arbeitenden Rechtsmediziner erscheint – übrigens gerne auch zu jeder beliebigen Tages- und Nachtzeit. Dies impliziert für den Zuschauer unmissverständlich, dass jedermann zu jeder Zeit und ohne relevante Sicherheitshürden ein rechtsmedizinisches Institut betreten und sich hier ein Bild von unserer Arbeit machen kann. Aber weit gefehlt.

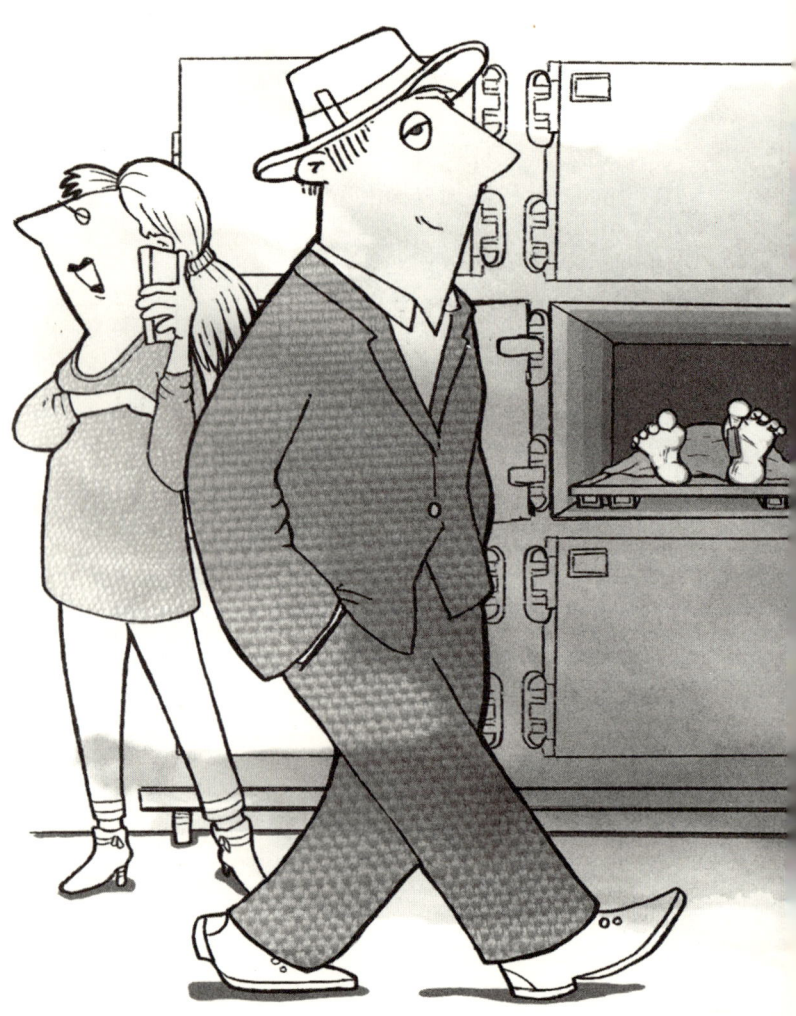

Sebastian Fitzek, der mir 2011 für die Recherche zu unserem gemeinsamen Thriller *Abgeschnitten* des Öfteren bei der Arbeit über die Schulter schaute, verglich die Sicherheitsbestimmungen in den Berliner rechtsmedizinischen Instituten mit Fort Knox, dem Stützpunkt der US-Armee in Kentucky, in dem die amerikanischen Goldreserven gelagert werden. Und jeder, der einmal

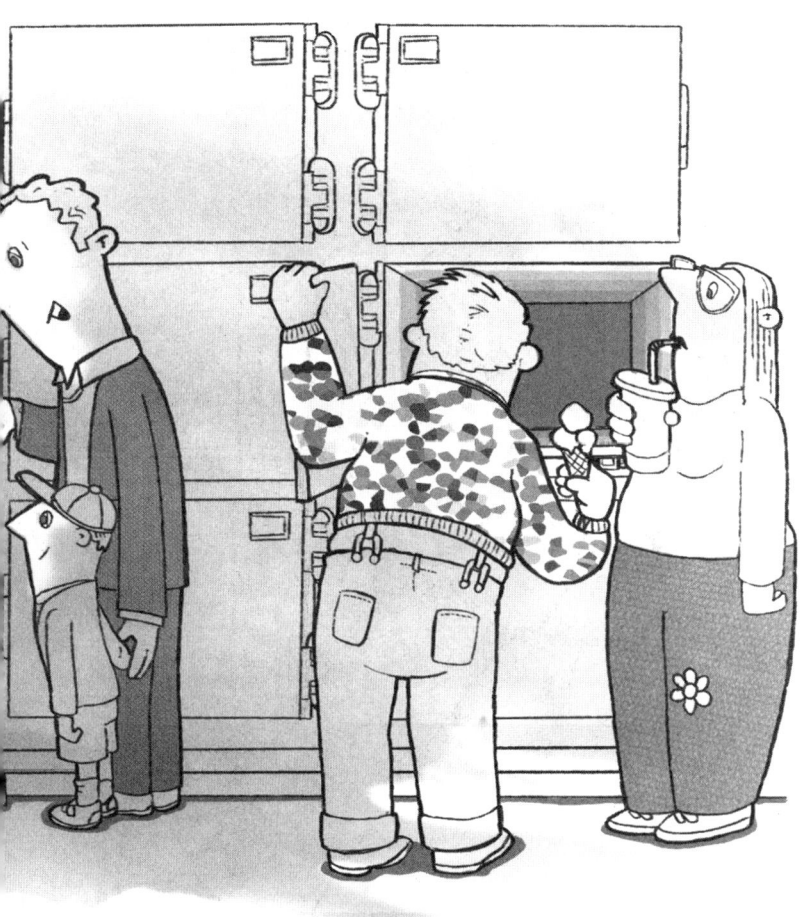

versucht hat, ohne vorherige Anmeldung meinen Arbeitsplatz zu besichtigen, wird diese Umschreibung als zutreffend bezeichnen. Denn der Zugang ins Institut und damit ins »Allerheiligste« der Rechtsmedizin, nämlich den Sektionssaal und die Labore, ist – anders als in den meisten anderen medizinischen Instituten – nur wenigen Befugten gestattet. Und ganz nebenbei: Bei einem seiner frühmorgendlichen Besuche bei uns im Institut wurde Sebastian Fitzek von einer meiner Mitarbeiterinnen für einen Drogenkonsumenten gehalten, der zum Screening bei uns erschienen war. Untersuchungen auf Drogen bei Lebenden finden regelmäßig bei uns statt. In diesem Kontrollprogramm (ja, so heißt das wirklich!) werden Personen, die unter Drogeneinfluss im Straßenverkehr auffällig geworden waren, regelmäßig auf ihre Abstinenz hin untersucht, wobei ihr Urin und ihre Kopfhaare auf Drogen oder deren Rückstände hin analysiert werden. Und Fitzek stand genau dort im (noch öffentlich zugänglichen) Wartebereich, wo sich auch diese Probanden für die Untersuchung anmelden; er klingelte an der Institutstür und begehrte Einlass.

Nicht nur die Eingangstür zum Institut ist stets verschlossen. Es gibt auch zahlreiche Zwischentüren, die ebenfalls verschlossen sind, so dass sich niemand, der irgendwie dann doch die erste Hürde überwunden hat, frei im Gebäude bewegen kann.

Warum ist das so?

Die Erklärung ist relativ simpel. Da in einem rechtsmedizinischen Institut regelmäßig aktuelle (und damit in ihrem Ausgang noch offene) Todesermittlungsverfahren von naturwissenschaftlicher Seite untersucht werden, liegen bei uns auch die wesentlichen Ermittlungsergebnisse in Form von Akten oder Schreiben von Staatsanwaltschaft und Polizei zu den jeweiligen Fällen vor. Und nicht nur diese Informationen könnten von Unbefugten genutzt werden, um auf ein laufendes Ermittlungsverfahren Einfluss zu nehmen. Auch die Asservate der jeweiligen Fälle, wie zum Beispiel Blutproben, die bestimmte Gifte oder Drogen enthalten, oder Kleidungsstücke mit der DNA eines möglicherweise Tatbeteiligten, werden bei uns in entsprechenden Asservatenkammern gelagert. Diese Asservate, die in der Regel über viele Jahre (bei nicht abgeschlossenen Verfahren auf unbestimmte Zeit) bei uns aufbewahrt werden, können mit ihrem Untersuchungsergebnis entscheidenden Einfluss auf den Ausgang eines Strafverfahrens haben, sei es im Fall einer tödlichen Vergiftung, beim Führen eines Kraftfahrzeuges unter Drogeneinfluss (wie der Amtsschimmel es nennt) oder schlichtweg zum Beweis einer Tatbeteiligung mittels eines DNA-Tests. Insofern muss sichergestellt sein, dass diese Asservate nicht in falsche Hände geraten können.

Auch die Untersuchung der Asservate schließt es aus, dass bei uns jeder beliebige Mensch einfach mal durchs Gebäude laufen kann. In der Abteilung für Forensische Genetik, also in dem Bereich, der sich mit der Untersuchung biologischer Spuren und dem Nachweis von DNA-Profilen beschäftigt, stellt die Möglichkeit der Verunreinigung mit Fremd-DNA eine große Gefahr da. Als

Fremd-DNA wird dabei menschliches Erbgut bezeichnet, das selbst überhaupt nicht mit der Straftat, die untersucht wird, in Zusammenhang steht. Fremd-DNA gelangt nachträglich versehentlich mit Speicheltröpfchen, Haaren oder Hautschuppen von einer anderen (»fremden«) Person auf die Asservate (Kleidungsstücke, Abstriche, Fesselungen, Knebel etc.) und verunreinigt sie. Und diese Gefahr besteht auch dann schon, wenn jemand nur durch die spaltbreit geöffnete Eingangstür zu den Laborräumen hineinschaut, in denen die DNA-Proben zum Beispiel von Kleidungsstücken mit Abstrichröhrchen oder Klebefolie gewonnen werden. Diese Gefahr besteht ebenso in den Analyselaboren, in denen die eigentliche DNA-Untersuchung stattfindet. Theoretisch reicht schon eine einzige Hautzelle, die herunterfällt und durch die Luft wirbelt und sich auf einem Asservat niedersetzt, oder ein winzig kleiner, mit dem bloßen Auge nicht mal sichtbarer Speicheltropfen, um eine solche Verunreinigung mit Fremd-DNA zu bewirken.

Seien Sie also bitte nicht traurig, dass rechtsmedizinische Institute keinen Tag der offenen Tür anbieten, auch wenn ein solcher Einblick für Außenstehende sicherlich extrem spannend wäre. Wie Sie sehen, gibt es einige gute Gründe, dass die meisten unserer Tätigkeiten und Untersuchungen hinter verschlossenen Türen stattfinden.

IRRTUM NR. 11

»Gerichtsmediziner« und »Rechtsmediziner« können als Berufsbezeichnung synonym verwendet werden

Die Begriffe »Gerichtsmedizin« oder »Gerichtliche Medizin« beziehungsweise »Gerichtsmediziner« sind heute unüblich – antiquiert, könnte man sagen. Beide Begriffe stammen aus einer Zeit, als unsere Fachdisziplin noch enger, für meinen Geschmack etwas zu eng, mit der Gerichtsbarkeit verbunden war. Um das zu verstehen, muss man sich mit der Geschichte der Rechtsmedizin befassen und die Entwicklung unserer medizinischen Fachdisziplin ab dem frühen 19. Jahrhundert betrachten.

Die Vorgänger der eigentlichen Gerichtsmediziner waren die sogenannten Gerichtsärzte oder gerichtlichen Stadt-Physiker. Gerichtsärzte gab es in Deutschland nahezu flächendeckend bereits seit Beginn des 19. Jahrhunderts. Sie wurden in der Regel vom jeweiligen Polizeipräsidenten in ihr Amt eingesetzt. Ihre gerichtsärztliche Tätigkeit war jedoch keine Vollzeitbeschäftigung; meist hatten sie in ihrer Wohnung zugleich eine reguläre Arztpraxis, in der sie Patienten mit allen möglichen Erkrankungen untersuchten und behandelten, vergleichbar in etwa mit einem heutigen Allgemeinmediziner. Böse Zungen behaupteten damals übrigens, dass man als Gerichtsarzt nur dann standesgemäß leben könne, wenn man eine vermögende Ehefrau habe.

In der zweiten Hälfte des 19. Jahrhunderts wurden dann im Deutschen Reich gerichtsmedizinische Institute gegründet, die an die jeweiligen Universitäten angegliedert wurden. Es praktizierten also damals zeitgleich privat niedergelassene Gerichtsärzte und Gerichtsmediziner an universitären Instituten. Letztere nahmen neben ihrer praktischen Tätigkeit (Leichenschau, Obduktionen) auch die Lehrtätigkeit für Medizinstudenten im damals neuen Fach »Staatsarzneikunde« wahr, wie die Rechtsmedizin früher an den Universitäten noch hieß.

Im Jahre 1934 wurde das *Gesetz zur Vereinheitlichung des Gesundheitswesens* erlassen, das eine »Entpolizeilichung« des Gesundheitswesens beinhaltete. Damit begann die Abnabelung der Gerichtsmedizin vom Polizeiapparat. Ziel war eine objektivere Stellung der Gerichtsmediziner als Gutachter. Gerichtsmedizinische Tätigkeiten wurden in der Folgezeit in den meisten Gerichtsbezirken schließlich nur noch von Gerichtsmedizinern an (universitären) Instituten übernommen. Aber auch diese »moderneren« Gerichtsmediziner standen weiterhin in recht enger Beziehung zur deutschen Gerichtsbarkeit; das sollte erst in den 1950er Jahren langsam gelockert werden.

1969 wurde dann die neue Fachbezeichnung Rechtsmedizin eingeführt, und zwar im Rahmen der Jahrestagung der nun als Deutsche Gesellschaft für Rechtsmedizin firmierenden Standesorganisation der deutschen Rechtsmediziner. Ihr damaliger Vorsitzender Professor Wolfgang Schwerd schrieb: »Diese Namensänderung erfolgte im Rahmen umfassender Bemühungen, die Stellung und die Aufgaben des Faches zu überdenken und – wo nötig – zu reformieren (…) und ein klares Bild von den Belangen des Faches zu verschaffen. (…) Der durch eine lange Tradition getragene Name »Gerichtliche Medizin« wurde immer wieder kritisiert, weil er zweifellos geeignet ist, falsche Vorstellungen von der Bedeutung des Faches zu erwecken. So wurde zum Beispiel vielfach angenommen, dass die Arbeit der Gerichtlichen Medizin darin bestehe, zur Klärung gerichtlicher, insbesondere strafgerichtlicher Sachverhalte beizutragen, ohne eigentliche wissenschaftliche Aufgaben zu erfüllen.«

Die Rechtsmedizin sollte also nicht nur neue Wege in Forschung und Lehre beschreiten. Der neue Name sollte neben der wissenschaftlichen Objektivität auch die Etablierung als universitäres Fach signalisieren und klarstellen, dass die von Rechtsmedizinern bearbeiteten Fragestellungen und Aufgabengebiete weit über die Anforderungen beziehungsweise Aufträge von Gerichten hinausreichen. Denn mit dem Begriff »Gerichtsmediziner« wird automatisch eine gewisse Einseitigkeit der Beurteilungsweise impliziert, nämlich im Auftrag von Gerichten und deshalb in deren Sinne.

Insofern sind die Bezeichnungen »Gerichtsmedizin« und »Gerichtsmediziner« seit mittlerweile fast 50 Jahren veraltet und aufgrund des veränderten beziehungsweise erweiterten Anforderungs- und Tätigkeitsprofils der modernen Rechtsmediziner auch nicht mehr zeitgemäß. Sie haben sich allerdings – nicht zuletzt auch wegen des unkritischen Gebrauchs durch Krimiautoren, Drehbuchschreiber und Filmemacher – hartnäckig im deutschen Wortschatz erhalten; dies zeigt sich übrigens auch im deutschen Strafgesetzbuch (vergleiche Irrtum Nr. 15).

Zeigen Sie also, dass Sie es besser wissen, wenn von meinen KollegInnen und mir die Rede ist. Wir sind Rechtsmediziner.

IRRTUM NR. 12

Rechtsmediziner sind Trinker, denn ohne Alkohol ist dieser Job nicht auszuhalten

Das stimmt definitiv nicht, auch wenn zuweilen im Fernsehen das Bild des Rechtsmediziners bemüht wird, der Industrialkohol oder sogar selbstdestillierten Alkohol aus Reagenzgläsern in seinem Labor trinkt. In Wirklichkeit säuft ein Rechtsmediziner nicht mehr oder weniger als andere Akademiker. Wir Rechtsmediziner wissen als Naturwissenschaftler (mit entsprechendem chemischen und biochemischen Hintergrund) außerdem nur zu gut, dass Alkohol keine Lösung ist, sondern ein Destillat.

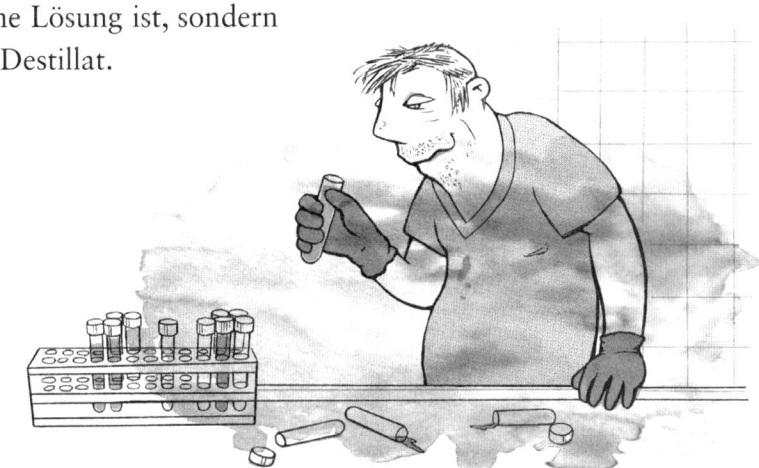

IRRTUM NR. 13

Todesursachen können immer aufgeklärt werden

A ch, wäre das schön. Leider ist dem aber nicht so. Es gibt zahlreiche Gründe, warum bei manchen Todesfällen, die wir auf unserem Obduktionstisch untersuchen, weder durch die Leichenöffnung selbst noch durch das Ausschöpfen aller laborchemischen Untersuchungsmöglichkeiten, die der Rechtsmedizin zur Verfügung stehen, die Ursache sicher geklärt werden kann. Das bedeutet, dass auch das gesamte Arsenal der postmortal einsetzbaren Untersuchungsmethoden wie chemisch-toxikologische, bakteriologische und virologische, molekularbiologische oder mikroskopische Diagnostik in manchen Fällen eben nicht zur Klärung der Todesursache führt. In Fernsehfilmen bei unseren fiktiven Kollegen oder bei Simon Becketts forensischem Anthropologen Dr. David Hunter wäre das allerdings schier undenkbar. Tatsächlich gibt es aber Erkrankungen beziehungsweise krankhafte Prozesse, die so akut (binnen weniger Stunden) tödlich verlaufen können, dass wir ihr eigentliches Substrat bei der Obduktion nicht sehen können – und zwar nicht, weil die Gewebeveränderungen in diesen Fällen so winzig sind, dass sie sich dem Erkennen mit dem bloßen Auge entziehen, sondern weil es sich dabei teilweise um komplexe biochemische und/oder neuronale (die Nervenzellen betreffende) Vorgänge handelt, die sich auch mittels laborchemischer beziehungsweise toxikologischer Untersuchungen beim besten Willen nicht nachweisen lassen. Ein Beispiel hierfür sind tödliche Herzrhythmusstörungen, die durch fehlerhaft arbeitende Nervenbündel im Herz oder durch Überleitungsstörungen von Nervensignalen entstehen. Auch ein Tod im epileptischen Anfall (der epileptische Krampfanfall ist hierbei so heftig, dass es zu einem Versagen der im Gehirn gelegenen Kreislaufzentren kommt, die autonom die Herz- und Kreislauftätigkeit steuern und regulieren) oder ein tödliches Alkoholentzugsdelir laufen in der Regel völlig ohne bei der Obduktion oder später unter dem Mikroskop oder im Labor feststellbare Gewebeveränderungen ab. Somit können diese Todesursachen nicht nachgewiesen werden, sie sind »morphologisch nicht fassbar«, wie wir in der Rechtsmedizin dazu sagen.

Andererseits sind die Verstorbenen, die ihren Weg in die Rechtsmedizin finden, mitunter in derart schlechtem Zustand, dass die Befunderhebung dadurch erheblich eingeschränkt beziehungsweise völlig unmöglich ist. So können selbst Todesursachen wie Herzinfarkt, Hirnblutung, metastasiertes Tumorleiden, Lungenentzündung oder Lungenembolie – alles Todesursachen, die wir normalerweise bei der Obduktion immer und ohne Schwierigkeiten feststellen können – sich der Diagnose entziehen. Zu diesen die Beurteilung erheblich einschränkenden Zuständen einer Leiche zählen zum Beispiel hochgradige Leichenfäulnis mit einhergehender Verflüssigung der inneren Organe, die Mumifikation mit lederartiger Vertrocknung des Körpers an der Außenfläche und aller inneren Organe oder die vollständige Skelettierung.

Der Anteil mittels Obduktion und trotz Ausschöpfung der gesamten Palette möglicher nachfolgender postmortaler Untersuchungen nicht geklärter Todesfälle beträgt in den Statistiken größerer rechtsmedizinischer Institute drei bis fünf Prozent. Ich bin der festen Überzeugung, dass sich unter diesen drei bis fünf Prozent der Obduktionsfälle nur sehr wenige unentdeckte Tötungsdelikte verbergen. Es handelt sich vielmehr um Todesfälle aus innerer Ursache, die allerdings aufgrund der jeweiligen Eigenarten dieser Erkrankungen oder aufgrund des schlechten Zustandes der Leiche eben »morphologisch nicht fassbar« sind. Ein Gewaltverbrechen mit entsprechenden Folgen einer äußeren Gewalteinwirkung lässt sich nämlich auch an hochgradig durch Fäulnis veränderten oder mumifizierten Körpern noch erkennen, und grobe äußere Gewalteinwirkung hinterlässt ihre Spuren auch dann, wenn der Tote bereits überwiegend oder gänzlich skelettiert ist.

Darüber hinaus gibt es noch die sogenannten Ausschlussdiagnosen hinsichtlich der eigentlichen Todesursache. Hierunter fallen ganz unterschiedliche Todesursachen durch äußere (Gewalt-)Einwirkung, die am

Körper des Getöteten nur unspezifische Spuren beziehungsweise Gewebe- und Organveränderungen hinterlassen. Beispiele hierfür sind Unterkühlung, Hitzschlag oder auch Tod durch Stromschlag. Da bei diesen Todesursachen wegweisende, die Diagnose untermauernde Obduktionsbefunde in der Regel fehlen, kann der Rechtsmediziner ein Erfrieren, einen tödlichen Hitzschlag oder einen Tod durch Stromeinwirkung nur feststellen, wenn er zum einen aufgrund der Vorgeschichte und der Auffindesituation (Wie und wo lag die Leiche? Wie waren die Umgebungsbedingungen zur mutmaßlichen Todeszeit? Welche Gerätschaften befanden sich im näheren Umfeld des Toten?) Hinweise auf eine bestimmte Art der äußeren Gewalteinwirkung hat und zum anderen alle anderen in Frage kommenden Todesursachen (insbesondere plötzlicher Tod aus innerer Ursache oder Vergiftung) ausschließen kann.

Und wenn Sie eingangs dachten, Sie bekommen in diesem Kapitel eine detailgenaue Anleitung zum perfekten Mord geliefert, war dies ein weiterer Irrtum.

IRRTUM NR. 14

Der Leichnam liegt nach der Obduktion noch tagelang, nur mit einem Laken bedeckt, auf dem Obduktionstisch

Auch diese Szene ist ein Klassiker. Ein in einem Mordfall ermittelnder Kriminalkommissar hat – aufgrund aktueller Ermittlungsergebnisse oder neuer Erkenntnisse zum Opfer eines Gewaltverbrechens – eine brillante Idee zur Lösung des Falles. Er macht sich postwendend auf den Weg in die Rechtsmedizin, wo der Tote vor ein paar Tagen bereits obduziert wurde. Der Kriminalkommissar erläutert dem Rechtsmediziner vor Ort seine Theorie, wie der Täter anhand bestimmter Spuren am Leichnam doch noch überführt werden könnte. Der Rechtsmediziner wiederum muss zugeben, dass er an so etwas noch gar nicht gedacht hat, und beide machen sich im Laufschritt auf den Weg in den Obduktionssaal. Hier im Obduktionssaal liegt der Tote immer noch unter einem Laken – wie aufgebahrt – für weitere Untersuchungen bereit, obwohl die Obduktion bereits vor einigen Tagen stattgefunden hatte. Praktisch ist das ja, da der

Rechtsmediziner natürlich nicht an alles denken kann, und so ist der Leichnam schließlich sofort verfügbar, falls ihm oder dem Kommissar plötzlich noch etwas einfällt, was man bei der eigentlichen Obduktion übersehen haben könnte. Leichenfäulnis kann dem Verstorbenen hier bei Raumtemperatur erstaunlicherweise nichts anhaben, und es gibt offenbar auch keine Angehörigen, die noch einmal Abschied von dem Toten nehmen und ihn bestatten lassen wollen. Schöne Dramaturgie, nur leider ist das alles meilenweit an der Realität vorbei.

Im wahren Leben läuft das in der Rechtsmedizin dann doch etwas anders ab. Im Rahmen der Obduktion, die bei komplizierten Fällen wie dem Verdacht auf einen ärztlichen Kunstfehler oder bei multiplen Stich- oder Schussverletzungen einige Stunden in Anspruch nehmen kann, werden grundsätzlich alle in Frage kommenden

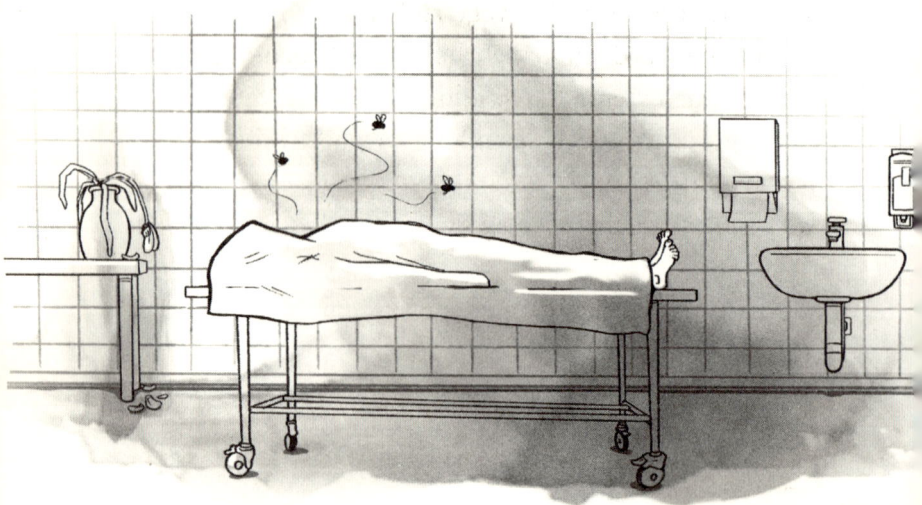

Todesursachen überprüft. Die Option, den Leichnam noch ein paar Tage für eventuell weiter erforderliche Untersuchungen bereitzuhalten, gibt es für uns Rechtsmediziner nicht. Je nach Region in Deutschland teilt der Rechtsmediziner direkt im Anschluss an die Obduktion der Staatsanwaltschaft entweder mündlich oder mittels eines entsprechenden Formulars mit, dass aus »rechtsmedizinischer Sicht keinerlei Bedenken gegen die Freigabe des Leichnams« bestehen. Die eigentliche Freigabe des Leichnams erfolgt dann wiederum durch die Staatsanwaltschaft (die ja auch die Beschlagnahme des Leichnams ausgesprochen hat). Hierzu heißt es zum Beispiel auf der Bestattungsgenehmigung der Berliner Staatsanwaltschaft: »*Die Erd- oder Feuerbestattung der Leiche des nachstehend näher bezeichneten Verstorbenen wird genehmigt.*« Dies ist quasi der Startschuss für den von den Angehörigen beauftragten Bestatter, den Verstorbenen in der Rechtsmedizin abzuholen und alles Weitere für die Trauerfeier in die Wege zu leiten.

Und seien wir doch mal ehrlich – die Angehörigen hätten wohl auch wenig Verständnis, wenn der Verstorbene noch tage- oder gar wochenlang in der Rechtsmedizin zurückbehalten würde, weil man ohne seine Leiche nicht in den Ermittlungen weiterkommt.

IRRTUM NR. 15

Ein Rechtsmediziner obduziert allein.
Er löst auch seine Fälle immer allein, ohne
fachliche Diskussionen mit Kollegen

Den einsamen Rechtsmediziner, der allein obduziert, der eigenmächtig und ohne staatsanwaltschaftlichen Auftrag im Labor Untersuchungen an den Proben des Verstorbenen einleitet, vielleicht sogar nach eigenem Gutdünken neue Untersuchungsmethoden erfindet (und die Interpretation der Ergebnisse gleich mit), und der dabei völlig beratungsresistent zum Ziel, nämlich der Lösung eines Kriminalfalles, kommt, den erleben wir nur im Fernsehen und in der Kriminalliteratur. In der Realität gibt es diesen einsamen Wolf nicht. Rechtsmedizinische Arbeit ist immer Teamarbeit, und das ist vom deutschen Gesetzgeber sogar so vorgeschrieben. In der Strafprozessordnung in § 87 (»Leichenschau, Leichenöffnung, Ausgrabung der Leiche«) heißt es im zweiten Absatz: »*Die Leichenöffnung wird von zwei Ärzten vorgenommen. Einer der Ärzte muss Gerichtsarzt oder Leiter eines öffent-*

lichen gerichtsmedizinischen oder pathologischen Instituts oder ein von diesem beauftragter Arzt des Instituts mit gerichtsmedizinischen Fachkenntnissen sein.« Das heißt, bei gerichtlich angeordneten Obduktionen gilt strikt das Vier-Augen-Prinzip. Denn schon ein altes deutsches Sprichwort besagt: Vier Augen sehen mehr als zwei. Und das stimmt. Erstens obduziert meistens nur einer der beiden Rechtsmediziner, und der zweite dokumentiert die Befunde, indem er sie auf Band diktiert und gegebenenfalls Fotos macht oder Zeichnungen anfertigt. Wobei Letzteres aber in den fortschrittlichen rechtsmedizinischen Instituten, die über einen Computertomographen verfügen, nicht mehr notwendig ist. Übrigens fällt bei aufmerksamem Lesen des oben zitierten Gesetzestextes auf, dass die Begriffe »Gerichtsarzt« und »gerichtsmedizinisch« nach wie vor von den Juristen benutzt werden, auch wenn dies seit 1969 obsolet ist (vergleiche Irrtum Nr. 11).

Aber zurück zum Vier-Augen-Prinzip. Wenn zwei Obduzenten einen Todesfall untersuchen, erfolgt dies nicht nur zur Absicherung, damit Befunde nicht übersehen werden oder ihre Wertigkeit möglicherweise falsch eingeschätzt wird. Man begeht einfach weniger Fehler, wenn eine Diagnose nicht nur von einem, sondern von zwei Ärzten getroffen wird – beziehungsweise von einem zweiten Arzt überprüft wird. Das gilt eigentlich für alle Bereiche der Medizin, sei es in der Klinik bei der Untersuchung von Patienten oder bei Laborbefunden. Und so verhält es sich auch in der Rechtsmedizin, wo sich die

Diagnose in unserem Fall auf die jeweilige Todesursache bezieht. Aber auch unter Ausbildungsaspekten ist das Vier-Augen-Prinzip in der Rechtsmedizin unschlagbar. Die rechtsmedizinische Praxis lässt sich nicht wirklich umfassend aus Lehrbüchern erlernen. In Büchern werden zwar die Grundprinzipien unseres Faches abgehandelt, die man schon kennen und verstanden haben muss, aber ein wirklich guter Rechtsmediziner wird man nur durch Erfahrung. Und das ist nicht gleichzusetzen mit dem Alter des jeweiligen Rechtsmediziners. Ein Rechtsmediziner, der zwar schon zwei Jahrzehnte Berufserfahrung hat, sein ganzes Berufsleben aber an einem kleineren rechtsmedizinischen Institut wie zum Beispiel in Essen, Köln oder Gießen verbracht hat, wo nur wenig obduziert wird und sich zahlenmäßig nur wenige Tötungsdelikte ereignen und zudem nur wenige lebende Personen untersucht werden, verfügt naturgemäß nicht über dieselbe Erfahrung, die ein Rechtsmediziner in Großstadtinstituten wie München oder Hamburg hat, mit jeweils über tausend Obduktionen pro Jahr, einem zahlenmäßig höheren Anteil an Tötungsdelikten und weit über tausend Untersuchungen lebender Personen unter den verschiedensten strafrechtlichen Fragestellungen. In der Rechtsmedizin gilt also wie kaum irgendwo sonst das Prinzip *Learning by Doing,* und es erübrigt sich eigentlich zu betonen, dass gerade jüngere Kollegen enorm von der Erfahrung Älterer profitieren. Und deshalb halten wir es bei uns am Institut in der Regel so, dass ein jüngerer Weiterbildungsassistent in der

Ausbildung zum Facharzt immer mit einem älteren Facharzt zusammen obduziert. Um in cineastischen Vergleichen zu sprechen, auch wenn die genannten Blockbuster keinen direkten Bezug zur Rechtsmedizin haben: Nicht *Lone Wolf McQuade* mit Chuck Norris in der Hauptrolle als schweigsamer Einzelgänger ist das Pendant unserer Arbeit; zum Vergleich bieten sich eher die Episoden 1 bis 3 von *Star Wars* an, in denen Jedi-Meister und -Schüler beziehungsweise Sith-Lords und ihre Schüler immer gemeinsam antreten.

IRRTUM NR. 16

Rechtsmediziner sind chronisch schlecht gelaunte Zyniker

Rechtsmediziner sind in Fernsehkrimis meist extrem genervt, wenn ermittelnde Kommissare mit Nachfragen zu einem Fall an sie herantreten. Und sehr gerne werden sie auch als schlecht gelaunte Zyniker porträtiert, die mit sich und ihren Mitmenschen nicht klarkommen.

Ich gebe zu, einige der Rechtsmediziner, die ich kenne, sind schon etwas spezielle Zeitgenossen – sowohl Kollegen in unserem Institut als auch im In- und Ausland, mit denen ich auf wissenschaftlichen Tagungen und Kongressen oder bezüglich gemeinsamer Gutachten in Kontakt stehe. Ich würde nicht so weit gehen zu sagen, dass sie absolute Sonderlinge und nonkonforme Eigenbrötler sind; aber einige wirken auf mich schon etwas kauzig und haben so ihre Marotten. Ich will Ihnen da mal ein paar Beispiele nennen.

Ein Kollege von mir in Nordrhein-Westfalen, mit dem ich befreundet bin und den ich deshalb schon des

Öfteren zu Hause besucht habe, ist Modellbahner (das ist der Fachbegriff für das, was Laien wie ich als Modelleisenbahn-Fan bezeichnen würden). Er hat in seinem riesigen Keller Hunderte Streckenmeter Schienen verlegt und in mehreren Jahrzehnten eine phantastische Modelleisenbahnanlage mit umgebenden Landschaften geschaffen. Nichts Besonderes, sagen Sie? Doch, durchaus. Denn das, was er dort aufgebaut hat, sind Szenarien von Massenkatastrophen, Zugunglücke mit vielen Toten, Verletzten, Vermissten, Bergungsteams – und mittendrin Rechtsmediziner, die die Opfer identifizieren.

Eine mir sehr gut bekannte Präparatorin interessiert sich besonders für Gallensteine und hat in nahezu zwei Jahrzehnten die weltweit größte diesbezügliche Sammlung angelegt. Ein Sektionsassistent, mit dem ich vor 20 Jahren mal kurze Zeit zusammenarbeitete, präparierte nicht nur Jagdtrophäen. Ich verschaffte ihm den Kontakt zu Mitarbeitern des städtischen Veterinäramtes, die ihn dann kurze Zeit mit toten Hunden zum Präparieren versorgten. Ich werde nie den Anblick des riesigen Rottweilerkopfes vergessen, der mich eines Morgens im Institut von einem geschnitzten Holzbrett anstarrte. Der Kollege hatte den Hundekopf kurzerhand wie den Kopf eines Elches oder Keilers präpariert und drapiert, wie man es aus Jagdtrophäensammlungen kennt.

Allerdings will ich mich selbst nicht von derartigen Marotten ausnehmen. Ich komme an keinem toten Tier vorbei. Das war schon als Kind so. Und ich halte nach wie vor bei jedem überfahrenen Tier an der Landstraße

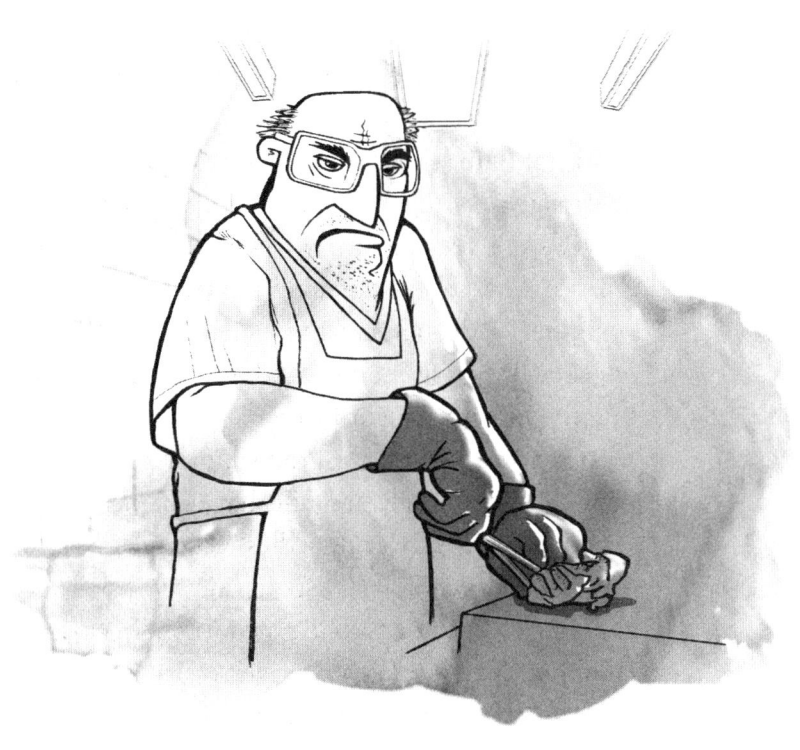

an und prüfe, ob eine Präparation sich noch lohnen könnte oder ob Anfahrverletzungen oder Leichenfäulnis solche Pläne zunichtemachen. Dann liegen manchmal tote Hasen oder Waschbären bei uns zu Hause im Gefrierschrank, bis ich sie einem Präparator zur Aufarbeitung gebe. Wenn meine Frau neben mir im Auto sitzt und ich beim Anblick eines überfahrenen Tieres abrupt bremse und auf dem Seitenstreifen zum Stehen komme, entfährt ihr immer ein leises »Oh nein, ich ahne, was jetzt

kommt« oder »Bitte nicht schon wieder«. Allerdings ent-
scheidet dann die ganze Familie, ob etwas behalten und
im heimischen Umfeld ausgestellt wird; es ist ja schließlich unser gemeinsamer Lebensraum. Manchmal stecke
ich also durchaus zurück – wie vor kurzem, als in einem
pathologischen Institut der Obduktionssaal komplett re-
noviert wurde und die alten marmornen Sektionstische
aus Rudolf Virchows Zeit als Sondermüll vernichtet werden sollten. Ich konnte zwei dieser imposanten, jeweils
etwa eine halbe Tonne wiegenden Ungetüme vor der Ver-
nichtung retten. Der eine der beiden Tische steht jetzt bei
einem meiner Mitarbeiter im Garten. Meine eigenen
diesbezüglichen Pläne wurden leider von meiner Frau
zunichtegemacht. Ich hatte daran gedacht, den zweiten
Sektionstisch als Blumenbank in unserem Garten zu nutzen, woraufhin meine Frau mir glaubhaft versicherte,
dass sie, wenn ich das täte, unseren Garten nie wieder
betreten würde. Insofern steht der monumentale Sektionstisch jetzt (ungenutzt!) bei uns in einem Kellerraum.

Aber es geht noch viel grotesker. Ein offensichtlich
handwerklich begabter süddeutscher Kollege fertigte
sich aus Wirbelkörpern von Hausschweinen Weihnachts-
baumanhänger. Die Schweinekadaver waren zuvor in
der Rechtsmedizin für Fäulnisexperimente (ähnlich der
Body Farm) genutzt worden, nachdem sie bereits davor
von Chirurgen für experimentelle operative Zwecke Verwendung gefunden hatten. Das nenne ich mal individuell
und zugleich besinnlich. Bei mir zu Hause wäre das zu
Heiligabend allerdings völlig ausgeschlossen, wie Sie sich

mittlerweile wohl denken können, da in den Augen meiner Frau schon Sektionstische im Garten ein Ding der Unmöglichkeit sind.

Ein anderer Fachkollege, bei dem ich lange Zeit gearbeitet und von dem ich viel gelernt habe, bewahrt seit etwa zwanzig Jahren das Becken seiner Schwiegermutter, in Formalin eingelegt, im Keller seines Instituts auf. Die Schwiegermutter verstarb nach einer Beckenpunktion mit negativem Behandlungserfolg (eine nette Umschreibung des Begriffs »ärztlicher Kunstfehler«, oder nicht?). Wie zu Lebzeiten das Verhältnis zu seiner Schwiegermutter war, kann ich nicht sagen. Postmortal bewahrt er jedenfalls ihr Andenken.

Und dann war da noch ein mittlerweile emeritierter Kollege, der aufgrund seines Namens »Aufschneider« genannt und wegen seiner nicht unproblematischen Persönlichkeitsstruktur und seines ausgeprägten Narzissmus von seinen Mitarbeitern als GRÖFAZ (**Grö**ßter **Fo**rensiker **a**ller **Z**eiten) tituliert wurde. Er trat unter anderem dadurch in Erscheinung, dass er – in Ermangelung eines echten Verlages, der den Schund drucken wollte – im Selbstverlag »Bücher« (eher hintereinandergereihte Kopien) herausgab. Diese »Bücher«, die er dann an alle möglichen Kollegen verschickte, trugen so bezeichnende Titel wie *Ich über mich* und *Nicht gedruckte Leserbriefe*. Hintergrund bei letzterem Pamphlet war, dass er jahrelang Leserbriefe an Tageszeitungen und Magazine geschrieben hatte, die aber allesamt nicht abgedruckt worden waren, und er den Inhalt dieser Briefe nun doch der

Öffentlichkeit (die zugegebenermaßen in diesem Fall sehr begrenzt war) kundtun wollte. Wenn ich so daran denke, ist es doch in letzter Zeit um ihn recht still geworden, und er hat sich lange nicht mehr zu Wort gemeldet.

Sie sehen, Rechtsmediziner sind teilweise schon recht schräge Vögel. Uns als chronisch schlecht gelaunte Zyniker zu bezeichnen, verbitte ich mir aber ganz entschieden. Hinsichtlich ihrer Persönlichkeitsstruktur befinden sich die meisten Rechtsmediziner noch innerhalb der Gaußschen Normalverteilung (wenn auch wahrscheinlich überwiegend im Randbereich derselben angesiedelt).

Das ist jedenfalls meine feste Meinung – auch wenn ich in diesem Fall wohl als befangen gelte.

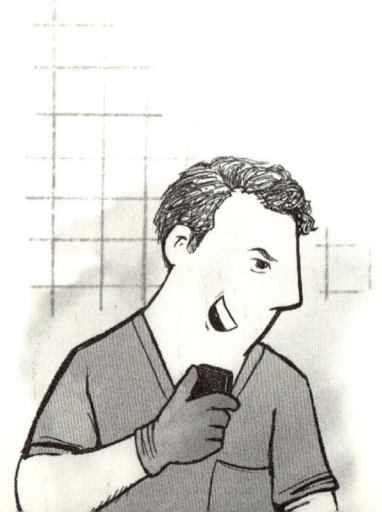

IRRTUM NR. 17

Der Tod ist umsonst

Falsch. Er kostet das Leben.

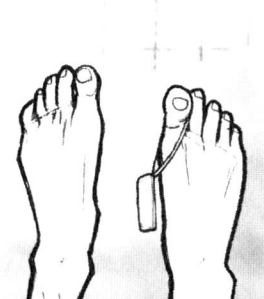

IRRTUM NR. 18

»Es war Selbstmord.«

Den Begriff »Selbstmord« dürfte es eigentlich gar nicht geben. Dieses Wort ist ein Paradoxon, ein Widerspruch in sich.

Warum? Dazu muss man sich zunächst einmal anschauen, wie »Mord« eigentlich definiert ist. Die allgemein anerkannte Definition des Begriffs »Mord« findet sich im deutschen Strafgesetzbuch. Hier heißt es in § 211 (»Mord«) unter Absatz 2: »*Mörder ist, wer aus Mordlust, zur Befriedigung des Geschlechtstriebs, aus Habgier oder sonst aus niedrigen Beweggründen, heimtückisch oder grausam oder mit gemeingefährlichen Mitteln oder um eine andere Straftat zu ermöglichen oder zu verdecken, einen Menschen tötet.*«

Ein Mensch, der sich das Leben nimmt, weil er zum Beispiel den Verlust eines geliebten Menschen nicht ertragen kann, ist zutiefst verzweifelt. Ebenso jemand, der unter starken chronischen Schmerzen leidet und diese nicht mehr länger aushalten kann oder dem zunehmend die Luft wegbleibt und er qualvoll zu ersticken droht, da er an einer unheilbaren Lungenerkrankung leidet. Solche Menschen sehen keinen anderen Weg, als sich selbst das Leben zu nehmen, um die für sie ausweglose Situation und ihre Qualen zu beenden. Einem solchen bedauernswerten Menschen würde doch niemand ernsthaft »*Mordlust*« unterstellen, oder? Und als mögliche andere Motive für seinen Suizid kommen doch wohl definitiv auch nicht »*Befriedigung des Geschlechtstriebs*« oder »*Habgier*« oder andere »*niedrige Beweggründe*« in Frage. Aber genau das impliziert der Begriff »Selbstmord«. Und genauso wenig kann der Betreffende, der sich das Leben nimmt, dieses »*heimtückisch oder grausam oder mit gemeingefährlichen Mitteln oder um eine andere Straftat zu ermöglichen oder zu verdecken*« tun.

Insofern sollten Sie den unangebrachten Begriff »Selbstmord« schleunigst aus Ihrem Wortschatz streichen und es sich zur Gewohnheit machen, wenn es um dieses Thema geht, konsequent von »Suizid« oder »Freitod« zu sprechen, auch wenn letztere Bezeichnung dem einen oder anderen etwas zu euphemistisch erscheinen mag.

Der Begriff »Selbstmordattentäter« hingegen trifft exakt des Pudels Kern. Denn wer als Selbstmordattentäter andere unbeteiligte und unschuldige Menschen mit in den Tod reißt, dem kann man als Motiv für sein Handeln »*Mordlust*« und »*niedrige Beweggründe*« unterstellen, und er wird diese Tat in jedem Fall auch »*heimtückisch oder grausam oder mit gemeingefährlichen Mitteln*« begehen.

IRRTUM NR. 19

Rechtsmediziner hören
klassische Musik bei der Arbeit

Das Klischee des rund um die Uhr sich an klassischer Musik ergötzenden Rechtsmediziners geht ebenfalls auf Professor Karl-Friedrich Boerne zurück, großartig in Szene gesetzt von Jan Josef Liefers. Es vergeht kaum eine Folge des Münsteraner *Tatort,* in der nicht mindestens aus ein oder zwei Opern kurze Passagen erklingen, vorzugsweise von Richard Wagner oder Giuseppe Verdi. Professor Boerne hört Klassik im Auto oder zu Hause bei einem Glas guten Rotwein, und er schreckt auch nicht davor zurück, im Sektionssaal mit klassischer Musik im Hintergrund eine Obduktion durchzuführen und zwischendurch immer mal wieder mit Hingabe sein Skalpell wie den Taktstock eines Dirigenten zu schwingen.

Leider ist auch das falsch dargestellt. Ich kann Ihnen versichern, dass es keinen Rechtsmediziner auf der ganzen Welt gibt, der klassische oder irgendwelche andere Musik bei einer Leichenöffnung hört. Die Drehbuchschreiber des Münsteraner *Tatort* sind hier mal wieder übers Ziel hinausgeschossen. Dabei haben sie sich offensichtlich von der Tatsache inspirieren lassen, dass klassische Musik (aber auch ruhiger Jazz) mittlerweile aus vielen Operationssälen auf der ganzen Welt nicht mehr wegzudenken ist. Und diese Tatsache haben die Drehbuch-Verantwortlichen kurzerhand mal vom Operationssaal in den Obduktionssaal übertragen.

Erwiesenermaßen hat das Abspielen von klassischer Musik während einer Operation einige positive Effekte. So belegen verschiedene internationale wissenschaftliche Studien, dass die Patienten während einer musikalisch

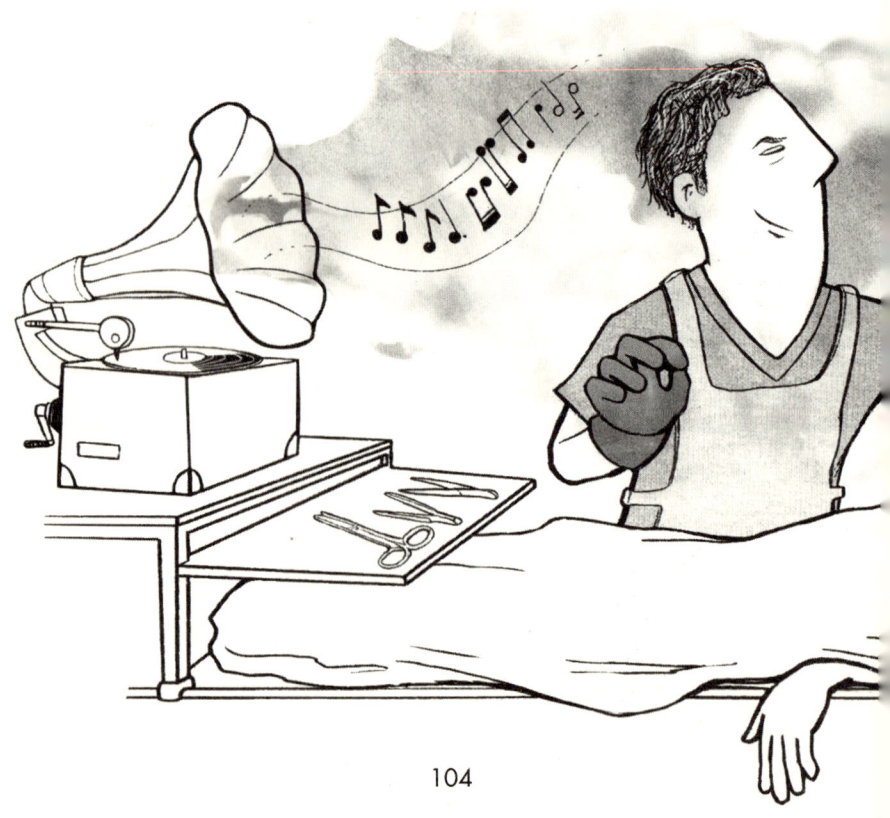

untermalten Operation nicht nur entspannter und danach viel häufiger angstfrei sind als ohne Musikbeschallung. Darüber hinaus kann durch musikalische Begleitung einer Operation auch die Menge des während des Eingriffs verabreichten Beruhigungs- und Narkosemittels vermindert werden. Professor Boernes und unsere »Patienten« bekommen von alledem allerdings nichts mehr mit. Und da wir Rechtsmediziner auch keine Beruhigungsmittel benötigen, um eine Obduktion durchhalten zu können, entfällt auch dieser positive Effekt in unserem Fall.

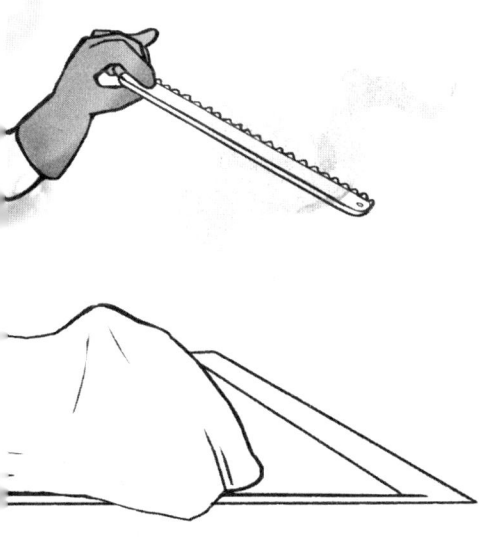

IRRTUM NR. 20

Rechtsmediziner sind postmortale Klugscheißer

Sehr witzig. Wie oft musste ich mir diesen abgedroschenen Spruch schon anhören.

Natürlich stimmt es, dass wir im Nachhinein, wenn wir einen Verstorbenen obduziert haben, sehr viel genauere Informationen haben, was mit ihm passiert ist – an welcher Erkrankung er zu Lebzeiten litt und woran er nun genau gestorben ist –, als seine behandelnden Ärzte das zu Lebzeiten wissen konnten. Aber dafür schneiden wir den Betreffenden ja auch auf. Wir können seine Organe in den Händen halten und gegebenenfalls auch noch unter dem Mikroskop auf zellulärer Ebene untersuchen. Ganz klarer Vorteil für die Rechtsmedizin. Und zudem ist das unser Job, den wir beherrschen. Und deshalb gilt auch hier die alte Binsenweisheit: »Hinterher ist man immer schlauer.«

Das wird man uns doch jetzt nicht nachteilig auslegen wollen und uns dafür beschimpfen, oder?

IRRTUM NR. 21

Rechtsmediziner verbringen den ganzen Tag in gekachelten Sektionssälen und essen dort gerne mal ein Brötchen bei der Arbeit

Dass unsere Tätigkeit sich nicht auf Obduktionen beschränkt, sondern wesentlich vielfältiger und abwechslungsreicher ist, haben Sie bereits gelesen. Wir führen erste Untersuchungen bereits am Tatort respektive Leichenfundort durch. Wir untersuchen etwa genauso viele lebende wie tote Personen (und das natürlich nicht im Obduktionssaal, das wäre für den Betreffenden wahrlich keine entspannte Atmosphäre). Wir präsentieren als Sachverständige vor Gericht unsere Gutachten, und manchmal sind wir auch in fernen Ländern nach einer Massenkatastrophe oder in einem ehemaligen Kriegsgebiet unterwegs, um dort Verstorbene zu identifizieren – um nur einige Beispiele aus unserer abwechslungsreichen Tätigkeit als Rechtsmediziner zu nennen. Also vergessen Sie bitte die blassen, lichtscheuen Gestalten mit dicken Hornbrillen, die bei Neonlicht im gekachelten Ambiente des Sektionssaals ihr klägliches Dasein fristen.

Ebenso undenkbar ist es in der Realität, dass der Rechtsmediziner bei der Obduktion direkt vor dem ersten Schnitt noch einen Schluck von seinem Kaffee nimmt und den Becher dann auf dem Organtisch (auf dem die einzelnen Organe präpariert und untersucht werden) oberhalb der Leiche abstellt – auch wenn es diese Szene schon mal in einem sonntäglichen *Tatort* gab. Im Sektionssaal wird nicht gegessen, getrunken, geraucht und auch nicht Kaugummi gekaut. Das gehört sich einfach nicht. So viel Respekt ist man jedem Verstorbenen schuldig.

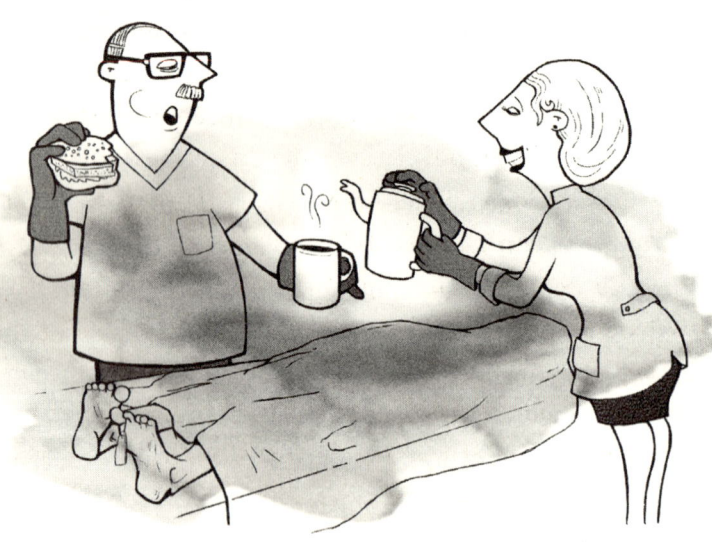

IRRTUM NR. 22

Der Obduktionssaal ist im Keller eines rechtsmedizinischen Instituts gelegen

Das ist nur in seltenen Ausnahmefällen richtig. Ich kann mich bisher nur an einen einzigen Obduktionssaal erinnern, der in einem Kellergeschoss untergebracht war – dabei war ich schon in mehr als dreißig rechtsmedizinischen Instituten auf der ganzen Welt zu Gast. Dass die Kellerräume ein eher ungünstiges Ambiente für Leichenöffnungen bieten, liegt daran, dass man ja sehen muss, was man gerade obduziert. Um dabei den Überblick zu behalten, benötigt man gute Lichtverhältnisse, und dafür ist Tageslicht am besten geeignet. Früher, als elektrisches Licht noch nicht zur Verfügung stand oder die noch nicht so effiziente Stromversorgung keine ausreichende Helligkeit gewährleisten konnte, musste man zwangsläufig immer bei Tageslicht obduzieren. Und das ist in einem Kellergewölbe ohne Fenster einfach nicht möglich. Da die meisten Prosekturen (dies ist eine veraltete, heute nur noch selten gebrauchte Bezeichnung für Sektionssaal) noch aus früheren Zeiten stammen, liegen sie aufgrund der notwendigen Tageslichteinstrahlung eben nicht unterirdisch.

So wird zum Beispiel im Landesinstitut für gerichtliche und soziale Medizin in Berlin seit knapp 80 Jahren (mit zeitweisen Unterbrechungen) in demselben Sektionssaal obduziert. Und auch heute noch gilt, dass die für uns relevanten Befunde am Leichnam oder an den inneren Organen bei Tageslicht wesentlich besser zur Geltung kommen beziehungsweise viel klarer erkennbar sind als bei Kunstlicht (in unserem Fall Neonröhren; Energiesparlampen gehen gar nicht, da findet man nicht mal das Skalpell auf dem Sektionstisch).

Ein Beispiel dafür ist die Farbe der Leichenflecken. Bei der meist unbemerkt und unbeabsichtigt auftretenden Kohlenmonoxidvergiftung sind die Leichenflecken hellrötlich, fast schon pink. Allerdings kann dieser Farbton bei Kunstlicht so verfremdet erscheinen, dass wir den wichtigen Hinweis auf die mögliche Todesursache (die dann natürlich noch durch toxikologische Untersuchungen abgesichert wird, nämlich den chemischen Nachweis von Kohlenmonoxid im Herzblut des Toten) nicht erkennen.

Auch in den Instituten für Pathologie wird nicht im Keller obduziert. Wie bei uns in der Rechtsmedizin sind die Sektionssäle mit hohen Fenstern ausgestattet (zumeist Milchglasfenster, um Außenstehenden, zum Beispiel aus umliegenden Wohnhäusern oder von der Straße her, den vielleicht doch etwas verstörenden Anblick zu ersparen).

IRRTUM NR. 23

Rechtsmediziner gehen um 16 Uhr nach Hause, denn ihre »Patienten« können ja warten

Mit dieser Auffassung wurde ich mal vor einigen Jahren konfrontiert. Mein damaliger Gesprächspartner fragte mich, was ich denn beruflich so mache, und wollte dann wissen, ob wir als Rechtsmediziner denn auch Nachtdienste leisten müssen. Woraufhin er sich dann, ohne meine Antwort abzuwarten, sogleich selbst korrigierte mit der Feststellung: »Ach Quatsch, blöde Frage – eure ›Patienten‹ können ja warten. Da besteht ja keine Eile.«

Aber dem ist nicht so. Tot ist zwar tot, und man könnte annehmen, dass dann ohnehin jede ärztliche Hilfe zu spät käme. Was die Wiederbelebung anbelangt, trifft dies ja auch zweifellos zu, aber unsere ärztliche Tätigkeit kann unter Umständen eben nicht warten, und deshalb gibt es in jedem rechtsmedizinischen Institut einen 24-stündigen Bereitschaftsdienst, der nicht nur rund um die Uhr telefonisch erreichbar, sondern auch einsatzbereit ist. Mörder und Totschläger halten sich nun mal nicht an normale Geschäftszeiten. Und deshalb stehen immer zwei Rechtsmediziner im sogenannten Vordergrunddienst bereit – in der Regel ein Assistenzarzt in der Weiterbildung und ein Facharzt –, um bei entsprechendem Ersuchen durch die Polizei zu einem Leichenfundort beziehungsweise Tatort zu kommen (zur Unterscheidung beider Begriffe vergleiche Irrtum Nr. 33). Denn die Beantwortung der Frage, ob es sich bei einem Toten um das Opfer einer Gewalteinwirkung von fremder Hand oder vielleicht doch um einen Suizidenten handelt, oder ob die Verletzungen auch von einem häuslichen Unfall herrühren können, kann nicht bis zum nächsten Tag warten.

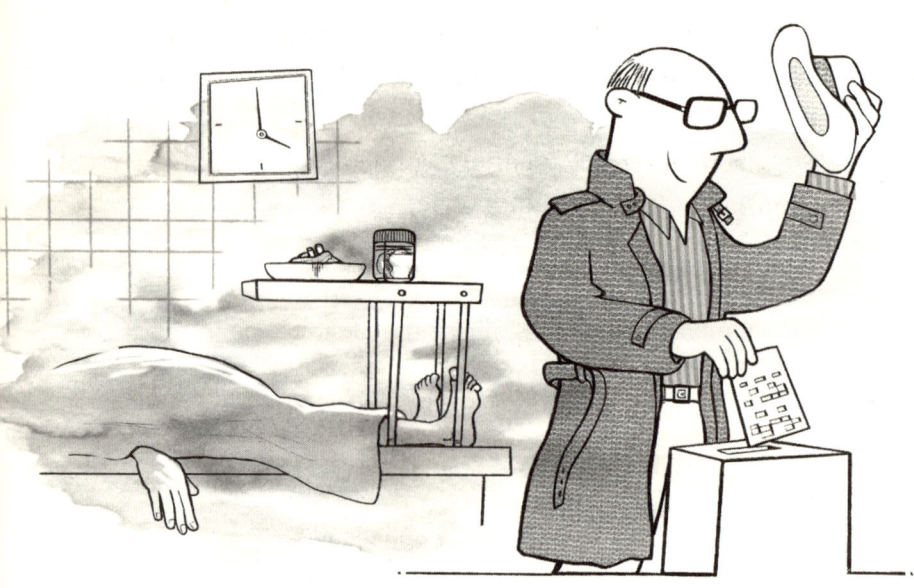

Andere Fragen, die uns bereits am Tatort von den Ermittlern gestellt werden und deren Beantwortung keinen Aufschub duldet, sind zum Beispiel die nach dem Todeszeitpunkt oder nach der möglichen Tatwaffe. Unsere Untersuchungen zur Bestimmung des Todeszeitpunkts müssen so früh wie möglich nach der Auffindung des Toten (wir sprechen vom postmortalen Intervall) durchgeführt werden, um die Eingrenzung möglichst genau zu halten. Und auch die Antwort auf die Frage, mit was für einer Waffe oder mit was für einem Gegenstand jemand getötet wurde (Messer, Axt, Hammer, Schraubendreher, Meißel, Baseballschläger, Stuhlbein etc.) kann nicht auf die lange Bank geschoben werden; die Polizeibeamten müssen möglichst zeitnah in Mülltonnen, Grünanlagen oder an Flussläufen in der Nähe der Wohnung eines Getöteten danach suchen, denn die Tatwaffe führt in der Regel über Fingerabdrücke und/oder DNA-Spuren dann auch zum Täter.

Sie sehen, unsere »Patienten« können eben doch nicht warten.

IRRTUM NR. 24

Eine Obduktion erstreckt sich
über mehrere Tage

Falsch. Dieser Eindruck wird häufig nicht nur im Fernsehen vermittelt, wenn der Leichnam des Mordopfers den Rechtsmediziner noch tagelang »begleitet« (vergleiche Irrtum Nr. 14), sondern auch in anderen Medien kolportiert. Um nur ein Beispiel zu nennen, das durch beliebig viele weitere ähnliche Beispiele, auch in Form von Radiomeldungen, ergänzt werden könnte: In der *Berliner Zeitung* vom 17. Februar 2016 fand sich unter der Überschrift »*Der NSU ist ein viel monströseres Gebilde*« ein Artikel über die rätselhafte Todesserie verschiedener Zeugen im Zusammenhang mit dem NSU-Prozess in München. In dem Artikel hieß es unter anderem: ›*Alles deutet auf einen Selbstmord hin‹, sagt der Sprecher der Staatsanwaltschaft zu dem neuerlichen Todesfall. Man habe nach dem vorläufigen Obduktionsergebnis keine Anzeichen für Fremdverschulden finden können. Die Vermutung auf einen Freitod werde auch von einer elektronischen Abschiedsnachricht untermauert, die der*

Mann *kurz vor seinem Tod abgeschickt habe. Zum In-*
halt der Nachricht wollte sich der Staatsanwalt nicht
äußern. Das Ergebnis der Obduktion werde in einigen
Wochen erwartet.«

Der letzte Satz impliziert, dass tagelang, wenn nicht
sogar wochenlang obduziert wird. In Wirklichkeit dauert eine Obduktion etwa zwei bis drei Stunden, manchmal auch weniger. Wenn ich zum Beispiel einen Toten
obduziere, der auf einer Parkbank sitzend tot aufgefunden wurde (Grund für die Obduktion ist dann zumeist,
dass es sich um einen Tod in der Öffentlichkeit handelt
und äußere Gewalteinwirkung ausgeschlossen werden
soll), und dann bei der Untersuchung des Herzens fest-
stelle, dass der Betreffende an einem Herzinfarkt gestorben ist oder an einem Schlaganfall oder an innerem Ver-
bluten aus einem aufgebrochenen Magengeschwür (diese
Liste innerer Erkrankungen als Ursache eines plötzlichen
natürlichen Todes ließe sich beliebig fortsetzen), dann
ist der Fall erledigt. Zur weiteren Untersuchung werden dem Toten dann zwar trotzdem noch alle weiteren
Organe entnommen (denn dies sieht die Strafprozessordnung so vor), aber die Sache ist klar: Fremdeinwirkung
kann ausgeschlossen werden, es handelt sich nicht um
ein Verbrechen. Eineinhalb Stunden Obduktionsdauer
sind für solch einen Fall mehr als ausreichend. Weiterge-
hende Untersuchungen (Toxikologie, Mikroskopie) sind
nicht erforderlich, und die Staatsanwaltschaft wird nach
Kenntnis des Obduktionsergebnisses das Ermittlungsverfahren einstellen.

Das sind jedoch die einfachen Fälle. Natürlich läuft es manchmal auch anders. Eine der längsten Obduktionen, die ich bisher durchgeführt habe, dauerte etwas mehr als acht Stunden. Dabei handelte es sich um ein sexuell motiviertes Tötungsdelikt an einem kleinen Mädchen. Aber auch Obduktionen von Tötungsdelikten mit zahlreichen Schussverletzungen, gerade wenn es um die Rekonstruktion von Ein- und Ausschuss, Schussentfernung und Schusswinkel geht, oder Getötete mit zahllosen Messerstichverletzungen (besonders komplex in der Beurteilung, wenn mehrere Täter mit unterschiedlichen Messern an der Tatbegehung beteiligt waren) können mehrere Stunden in Anspruch nehmen. Aber trotzdem erstreckt sich eine Obduktion nie über einen ganzen Tag oder sogar über mehrere Tage.

Mit dem Hinweis »*Das Ergebnis der Obduktion werde in einigen Wochen erwartet*« ist konkret Folgendes gemeint: Aufgrund der Gesamtumstände ist es in solch einem Fall nur mit der eigentlichen Obduktion, also der Öffnung der Leiche und Untersuchung der Organe, noch nicht getan. Aus der Vorgeschichte können sich beispielsweise Hinweise auf eine mögliche Vergiftung des Betreffenden ergeben. Es kann auch sein, dass die Obduktion zu keinem klaren Ergebnis führt, oder die festgestellten Befunde lassen zu viel Interpretationsspielraum zu, als dass der Fall »am Tisch beendet« (heißt ohne weiterführende Untersuchungen direkt nach der Obduktion) werden kann. Gemeint ist also, dass noch Laboruntersuchungen eingeleitet werden und die Ergebnisse abgewartet werden müssen – was in der Regel ein paar Wochen in Anspruch nimmt. Die Obduktion ist zwar beendet, und der Verstorbene kann bestattet werden, das Endergebnis aller Untersuchungen steht aber noch aus.

IRRTUM NR. 25

Vor der Obduktion reiben sich Rechtsmediziner Mentholpaste unter die Nasenlöcher, damit sie den Leichengeruch besser ertragen können

Eine Wahnsinnsszene in dem Film *Das Schweigen der Lämmer*. Clarice Starling (von Jodie Foster gespielt und für diese Rolle mit dem Oscar ausgezeichnet) und Jack Crawford (dargestellt von Scott Glenn) untersuchen bei einem Bestatter die Leiche eines der Opfer des Serienkillers Buffalo Bill. Ehe dieser den schwarzen Plastik-Leichensack effektvoll öffnet, schmieren sich alle Beteiligten – teils mit großer Geste und unter schnaufendem Einatmen – aus einer kleinen Dose Wick Vaporub mit der Fingerspitze unter die Nase. Pfui Teufel! Mentholpaste, igitt! Wenn das ein gängiges Ritual in der Rechtsmedizin wäre, dann wäre ich niemals Rechtsmediziner geworden. Allein der Geruch von Menthol ist mir schon ein Graus. Der Geruch ist für mich viel schlimmer als der Gestank fauler Leichen. Möglicherweise ist das bei mir auf eine entsprechende frühkindliche Traumatisierung zurückzuführen. Wie habe ich es gehasst, wenn ich als Kind erkältet war und meine Mutter mir Wick Vaporub auf die Brust geschmiert hat. Von diesem Mistzeug wurde ich jedes Mal noch kränker als zuvor. Aber einmal abgesehen von meiner Aversion gegen den Geruch: Stellen Sie sich doch mal vor, ich hätte mir vor jeder der mittlerweile über dreißigtausend Obduktionen, die ich bisher durchgeführt habe, Wick Vaporub unter die Nase geschmiert. Ich hätte da wahrscheinlich keine Haut mehr, sondern ein klaffendes Loch, durch das die Zähne des Oberkiefers hindurchblitzen würden, weil die Salbe meine Haut derart gereizt und zusehends zersetzt hätte.

Aber auch wenn ich meine persönlichen Vorbehalte und meine frühkindlich geprägte Aversion gegen Wick Vaporub außer Acht lasse, gibt es keinen vernünftigen Grund dafür, dass man im Rahmen einer Obduktion seinen Geruchssinn mit Mentholpaste dermaßen lahmlegen sollte. Im Gegenteil. Unser Geruchssinn ist neben dem visuellen und haptischen Sinn bei einer Obduktion in bestimmten Fällen besonders hilfreich. So kann ein fruchtiger Geruch der inneren Organe bei der Obduktion auf einen entgleisten Zuckerstoffwechsel (Diabetes) beim Verstorbenen hinweisen, der Geruch von Ammoniak auf ein Nierenleiden, aromatischer Geruch auf Alkoholkonsum vor dem Tode, und Bittermandelgeruch (der aber nur von wenigen Menschen wahrgenommen werden kann) liefert Hinweise auf eine Blausäurevergiftung.

Und trotzdem: Generationen bewegt offenbar diese eine Frage, die mir seit 25 Jahren immer und immer wieder gestellt wird: »Schmiert ihr euch eigentlich wirklich vor Obduktionen Mentholpaste unter die Nase?« Nein, das tun wir nicht! Und trotzdem wird dies sogar in Blogs und Frageforen diskutiert – überzeugen Sie sich selbst im Internet davon.

Das Schweigen der Lämmer hat mit dieser Szene wirklich nachhaltigen Einfluss auf einen großen Irrtum über die Rechtsmedizin ausgeübt.

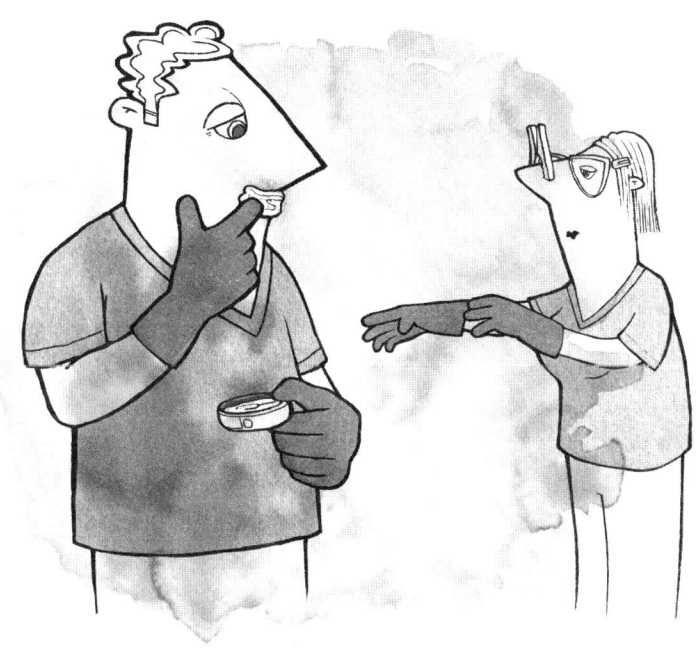

IRRTUM NR. 26

Rechtsmediziner entwickeln neue kriminalistische Untersuchungsmethoden wie am Fließband

B este Beispiele für diesen Irrsinn (das trifft es in diesem Fall tatsächlich mal besser als Irrtum) liefern amerikanische Serien wie *CSI: Den Tätern auf der Spur, CSI: Miami, CSI: Vegas, CSI: New York* oder *Crossing Jordan – Pathologin mit Profil.* Hier entwickeln Forensiker neue rechtsmedizinische Untersuchungsmethoden zur Verbrechensaufklärung fast im Viertelstundentakt und wenden sie ohne weitere Überprüfung auch gleich an. Auch da kann man wieder nur staunen, mit welcher Hartnäckigkeit viele Drehbuchautoren an der Wahrheit vorbeierzählen, denn in Wirklichkeit dauert es meist nicht nur Jahre, sondern sogar Jahrzehnte, bis ein neues Untersuchungsverfahren »gerichtsfest« ist, also als Beweis vor Gericht anerkannt wird.

In der Rechtsmedizin und Kriminalistik ist eine jahrelange wissenschaftliche Überprüfung von neuen Untersuchungsmethoden mit Publikation dieser neuen

Methoden und Techniken in wissenschaftlichen Fachzeitschriften nicht nur üblich, sondern sogar eine zwingende Voraussetzung, damit diese später Eingang in laufende Todesermittlungsverfahren finden. Bedenkt man die Tragweite richterlicher Entscheidungen, sowohl für den Angeklagten als auch für Geschädigte beziehungsweise Opfer, ist eine hundertprozentige Absicherung wissenschaftlicher Beweismethoden absolute Voraussetzung für ihren Einsatz in der Praxis.

IRRTUM NR. 27

An den Gesichtszügen eines Verstorbenen lässt sich feststellen, ob ihn ein friedlicher oder qualvoller Tod ereilt hat

Liebe Sylvia, liebe Reni, lieber Jörg,

heute schreibe ich Euch eine traurige Nachricht: Mama ist gestorben.
Sie hatte am Donnerstag Fieber bekommen. Wir dachten zunächst, ein grippaler Infekt, dann ging es etwas rauf und runter, aber heute verschlechterte sich ihr Zustand so rapide, dass sie einige Stunden darauf gestorben ist. Es war für sie wohl eine Erlösung, zumindest spiegelte dies ihr Gesichtsausdruck wider. Sie wirkte fröhlich – fast lachend – und um zehn Jahre jünger.

Die Beerdigung ist am Freitag, den .... um 10 Uhr.

Viele Grüße!
Eure Marianne

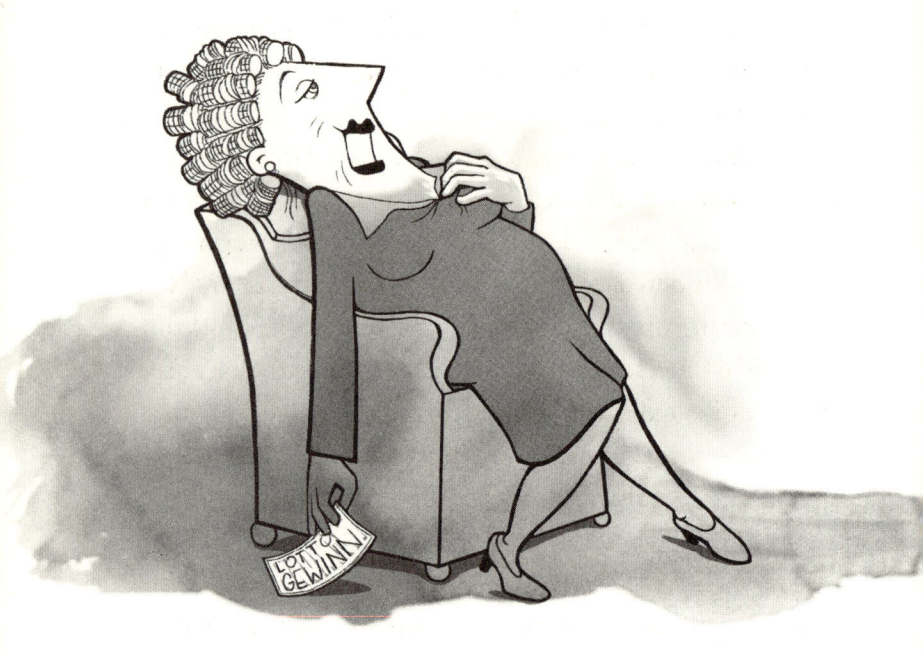

Nein, auch falsch. Die Gesichtszüge eines Verstorbenen lassen keineswegs darauf schließen, ob es ein friedlicher Tod war, der diesen Menschen ereilt hat, oder ob das Sterben für ihn qualvoll war. Natürlich sind Angehörige froh, wenn sie das Gefühl haben, dass ihr geliebter Verwandter ohne Schmerzen oder andere Qualen gestorben ist. *»Friedlich entschlafen«*, *»in Ruhe eingeschlafen«* oder *»in Ruhe von uns gegangen«* sind in diesem Zusammenhang gerne verwendete Formulierungen in Traueranzeigen.

Das Aussehen der Gesichtszüge des Toten hat mit der Art seines Ablebens und auch mit der Dauer des eigentlichen Sterbevorgangs rein gar nichts zu tun. Nach dem Tod erschlaffen zunächst einmal sämtliche Muskeln im Körper. Nicht nur das Gesicht und die Extremitäten sind von dieser völligen Muskelerschlaffung betroffen. Auch im Bereich des Beckenbodens und der Harnblase kommt es zur Atonie, was dann unter Umständen zu postmortalem Stuhl- und/oder Urinabgang führt. Nachdem sämtliche Muskeln bei einem Toten erschlafft sind, dauert es etwa 30 Minuten, bis die Totenstarre langsam beginnt. Deshalb ist der Leichnam auch nicht schlagartig steif. Die Totenstarre entwickelt sich langsam, zunächst in der Muskulatur des Gesichts (hier am besten zu überprüfen durch den Versuch, den Mund des Toten zu öffnen; dies wird deutlich erschwert oder unmöglich gemacht, weil die Kiefergelenke in ihrer Position recht schnell fixiert werden) und dann in den Schultern und Armen und schließlich in den Beinen. Das bedeutet, dass die eintretende Totenstarre die erschlaffte Muskulatur in der Position, in die hinein sie erschlafft ist, fixiert. Infolgedessen spiegeln die Gesichtszüge eines Toten nicht die Mimik des Betreffenden zum Zeitpunkt seines Todes wider, sondern die Erschlaffung der Muskulatur, die der Schwerkraft folgt. Deshalb sind bei im Liegen Gestorbenen auch die Augen nach dem Tod noch geöffnet; ein in sitzender Position oder aufrecht im Bett Verstorbener hat einen offenen Mund. Denn sowohl die Augenlider als auch der Unterkiefer klappen – bedingt durch die Schwerkraft – nach unten und bieten einen Gesichtsausdruck des Toten, der entsprechend vielschichtig interpretiert werden kann. Dieses Erscheinungsbild des Toten wird von Angehörigen häufig als von Angst verzerrter Gesichtsausdruck interpretiert. Verhindern lässt sich dies, indem die Augen des Toten von einer anderen Person bald nach dem Tod geschlossen werden und der Mund mittels einer Kinnlade (Binden, die den Mund in geschlossener Position fixieren und so ein Herunterklappen des Unterkiefers verhindern) geschlossen wird.

IRRTUM NR. 28

Rechtsmediziner ermitteln selbständig und sind der Polizei immer ein Stück voraus

Geburtshelfer dieser irrigen Annahmen ist der von dem Schauspieler Jack Klugman in der Fernsehserie *Quincy, M.E.* verkörperte Rechtsmediziner Dr. Quincy (*M.E.* steht übrigens für die US-amerikanische Bezeichnung unseres Berufsstandes: Medical Examiner). Dr. Quincy obduziert nicht nur – nein, er ermittelt selbständig und ist in der Regel auch immer derjenige, der dem Täter ganz allein auf die Spur kommt. Ohne seine Ermittlungsarbeit abseits des Sektionssaals hätte der Fall überhaupt nicht gelöst werden können. Die Polizei wiederum ermittelt in dieser Serie regelmäßig in die falsche Richtung und lässt sich von dem wahren Täter in die Irre führen. Offensichtlich hat die Serie *Quincy, M.E.* (deren Erfolg unter anderem dadurch belegt wird, dass sie acht Staffeln mit 148 Episoden umfasst) mit dem Konzept des selbständig ermittelnden Rechtsmediziners bei deutschen Drehbuchschreibern nachhaltig Eindruck hinterlassen, denn sie haben diesbezüglich gnadenlos abgekupfert. Ob nun Ulrich Mühe als *Der letzte Zeuge* oder der schon mehrfach erwähnte Münsteraner *Tatort*-Rechtsmediziner Professor Boerne – das Konzept geht auf. Was allerdings noch nicht bedeutet, dass die Zutaten Rechtsmediziner beziehungsweise Rechtsmedizinerin und selbständiges Ermitteln allein schon die Garanten für den Erfolg einer Rechtsmediziner-Serie sind. Man denke nur an die grottenschlechten Serien *Die Gerichtsmedizinerin* mit Lisa Fitz oder *Post Mortem – Beweise sind unsterblich* mit Hannes Jaenicke. Beides sind für mich Rechtsmediziner-Serien zum Abgewöhnen, aber das liegt hauptsächlich an den geradezu holzschnittartig entworfenen Serienhelden.

Die Wirklichkeit sieht aber auch hier wieder einmal ganz anders aus. Rechtsmediziner verrichten ihre Arbeit im Obduktionssaal, im Labor, am Schreibtisch und manchmal auch an Tatorten – ob nun im Freien oder in geschlossenen Gebäuden. Wir würden niemals, wie unser prominentes Pendant aus Münster, Professor Boerne, auf die Idee kommen, nach Feierabend Verdächtige zu beschatten oder uns nachts (unrechtmäßig) Zutritt zu einem Tatort zu verschaffen, um dort noch mal etwas nachzusehen oder zu überprüfen. Erstens ist das nicht unsere Aufgabe, und zweitens würde ein solches Vorgehen den Straftatbestand des Hausfriedensbruchs erfüllen – nicht gerade karriereförderlich, zumal wenn man selbst Beamter ist. Aber trotzdem hat das Ganze in der filmischen Darstellung seine Berechtigung, denn dramaturgisch ist es nicht anders zu machen, um den Rechtsmediziner »im Spiel zu halten«. Wenn Professor Boerne lediglich zu Beginn des *Tatort* kurz am Leichenfundort auftauchen würde, dann ebenso kurz im Obduktionssaal mit seinen Ergebnissen zu Wort käme und danach allenfalls noch einmal telefonisch mit einem Laborergebnis aufwarten würde, dann könnte er im *Tatort* keine Hauptrolle einnehmen. Deshalb ist es in diesen Serien notwendig, dass der Rechtsmediziner sich entweder im Alleingang an die Lösung des Falls macht – aus welcher Motivation auch immer – oder in irgendeiner Form persönlich involviert ist. Beste Beispiele dafür aus der Kriminalliteratur sind Simon Becketts Hauptfigur Dr. David Hunter oder Dr. Fred Abel von der rechtsmedizinischen BKA-Einheit Extremdelikte in meiner Thriller-Trilogie *Zerschunden, Zersetzt, Zerbrochen.* Dramaturgisch geht es eben nicht anders.

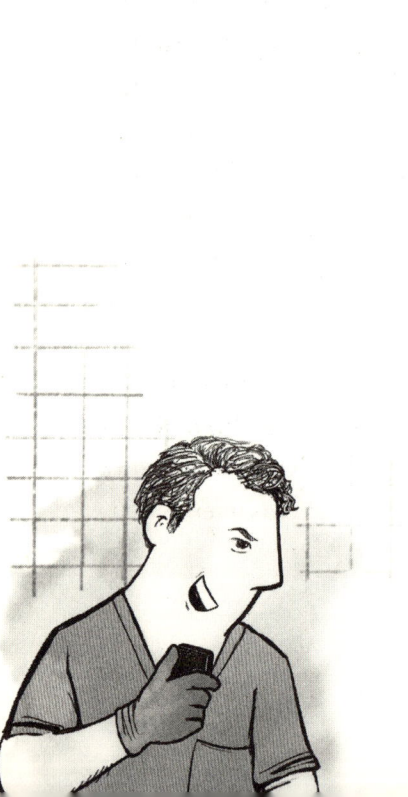

IRRTUM NR. 29

Rechtsmediziner sind bei der Verhaftung Tatverdächtiger und der Vernehmung von Zeugen zugegen

Auch das ist pure Phantasie. Viele Drehbuchschreiber schießen hier gehörig übers Ziel hinaus, allen voran – wie immer – diejenigen, die den Münsteraner *Tatort* entwickeln, denn sie haben die Figur des selbstständig ermittelnden Rechtsmediziners noch mit zusätzlichen Eigenheiten ausgestattet. Wenn sie ihren Protagonisten Professor Boerne immer wieder aufs Neue mit Hauptkommissar Frank Thiel (gespielt von Axel Prahl) in schnittigen nagelneuen Sportwagen (der vermutlich aus Paritätsgründen jede Folge von einem anderen Hersteller gestellt wird) auf Verbrechersuche schicken und in teils halsbrecherische Verfolgungsjagden verwickeln, könnte man meinen, dass wir Rechtsmediziner die Ermittlungsarbeit der Polizei gleich mit verrichten. Ganz nebenbei ist es auch ein Irrtum, dass Rechtsmediziner sich etwa zweimal im Jahr solche neuen, rassigen Sportvehikel leisten können …

Ist der Tatverdächtige dann gefasst, begleitet Professor Boerne den Hauptkommissar auch gleich noch mit aufs Revier, um an der Vernehmung desselbigen teilzunehmen. Ich selbst saß in über zwanzig Berufsjahren als Rechtsmediziner erst einmal in einem Vernehmungszimmer der Polizei, als mir nämlich ein Auto (kein Sportwagen!) gestohlen worden war und meine Aussage dazu aufgenommen wurde.

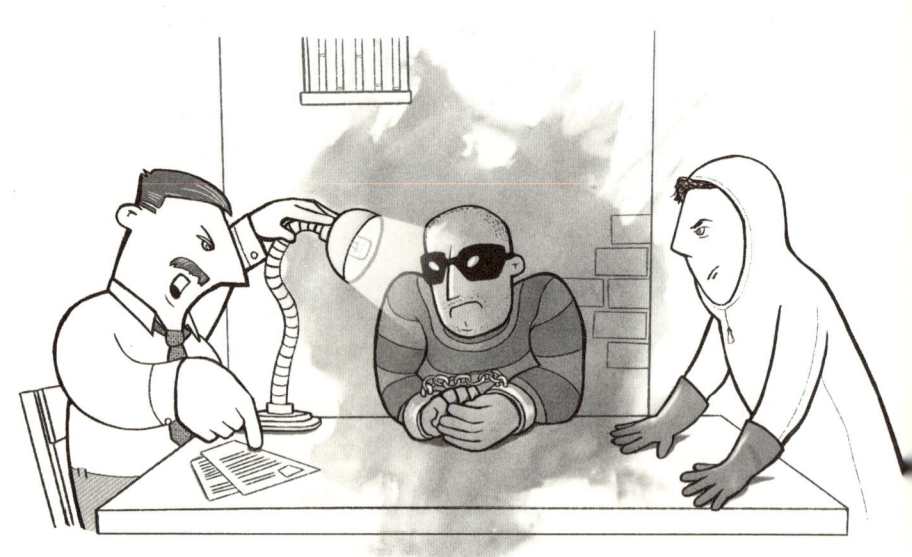

IRRTUM NR. 30

Leichengift ist hochinfektiös

Während Infektionskrankheiten wie Tuberkulose oder Influenza für uns Rechtsmediziner im Obduktionssaal ein reales und nicht zu unterschätzendes Infektionsrisiko darstellen, müssen wir uns vor dem oft zitierten »Leichengift« nicht fürchten. Der Grund ist simpel: Es existiert gar nicht! Oder anders ausgedrückt: Es existiert nur als unkorrekte Bezeichnung. Gemeint sind mit diesem Begriff zwei Substanzen, die bei bakteriell bedingter Zersetzung von Eiweißverbindungen entstehen und für den typischen Leichenfäulnisgeruch verantwortlich sind: Cadaverin und Putrescin. Der Begriff »Leichengift« ist umso irreführender, als beide Substanzen ungiftig und damit auch nicht gesundheitsgefährdend sind – weder für den Rechtsmediziner noch für jeden anderen Menschen.

Der Mythos vom Leichengift hat seinen Ursprung wohl schon im Mittelalter, als große Pestepidemien in Europa wüteten. Die Menschen berührten die mit der Pest Infizierten und ihre Sekrete zwar mit bloßen Händen – in

Ermangelung von medizinischem Wissen um Infektionserreger und Infektionswege kamen sie also zwangsläufig in direkten körperlichen Kontakt mit den Krankheitserregern –, zugleich verbrannten sie aber die Toten möglichst schnell, da ihre Ausdünstungen für die Brutstätte des »Schwarzen Todes« gehalten wurden.

Leichengift gibt es nicht. Und wenn Sie das nächste Mal bei einem Rechtsmediziner und Bestatter plötzlich unangemeldet hereinplatzen und ihn damit so sehr bei seiner Arbeit stören, dass er Ihnen droht, Sie gleich mit Leichengift zu bewerfen, müssen Sie keine Angst haben. Das ist nur eine leere Drohung. Umherfliegende Skalpelle sind in solchen Situationen viel realer.

IRRTUM NR. 31

Nach dem Tod wachsen Nägel und Haare weiter

Das ist mal ein wirklich populärer und auf der ganzen Welt verbreiteter Irrtum. Immer wieder wird davon berichtet, dass bei einem Toten der Bart und die Nägel noch einige Zeit weiter gewachsen seien. Als der Verstorbene in das Kühlfach oder den Sarg gelegt wurde, war seine Haut glatt und ohne Bartstoppeln, und die Nägel waren kurz geschnitten. Vielleicht wurde der Verstorbene auch noch von einem Bestatter oder Leichenpfleger für die Abschiednahme rasiert. Und doch hat der Tote ein paar Tage später, wenn er wieder aus dem Kühlfach geholt oder der Sarg noch einmal geöffnet wird, einen Stoppelbart und längere Fingernägel als vorher. Ein medizinisches Wunder? Oder war der Betreffende vielleicht überhaupt nicht tot, als er in das Kühlfach oder den Sarg gelegt wurde?

Weder Wunder noch fehlerhafte Todesfeststellung liegen dieser Beobachtung, die auch ich schon öfter gemacht habe, zugrunde. Hierbei handelt es sich um ein sogenanntes postmortales Artefakt, ein nach dem Tod auftretendes Scheinphänomen.

Die Lösung ist recht einfach: Nach dem Tod büßt die Haut, die den Menschen zu Lebzeiten zusammenhält, ihre Barrierefunktion ein. Durch Lockerung der einzelnen Zellverbindungen zwischen den Hautzellen kann Gewebswasser austreten und verdunsten – ein Vorgang, den man mit dem bloßen Auge allerdings nicht sehen kann. Da der Wasseranteil in unserem Körper etwa 80 Prozent beträgt, ist reichlich Wasser vorhanden, das der Körper verlieren kann. Durch diesen Wasserverlust nach dem Tod trocknet die Haut aus, wird schrumpelig und schrumpft zusammen. In der Folge werden zum Beispiel im Gesicht die vorher in der Tiefe des Unterhautgewebes gelegenen Bartstoppeln sichtbar. Nicht die Bartstoppeln wachsen, sondern die umgebende Haut zieht sich zusammen und wird zugleich dünner. Der optische Effekt ist allerdings derselbe: Der Bart scheint gewachsen zu sein. Der postmortale Wasserverlust an den Fingerkuppen ist besonders eindrucksvoll. Da die Fingerkuppen nach dem Tod deutlich schrumpfen, scheinen nach einigen Tagen die Nägel tatsächlich gewachsen zu sein.

Ein Wachstum von Haaren und Nägeln nach dem Tod gibt es nicht. Mit dem Tod kommen alle biologischen Prozesse im Körper zum Stillstand.

Das erste Mal wurde ich mit diesem Phänomen übrigens bereits vor etwa 40 Jahren konfrontiert; als damals etwa Zehnjähriger glaubte ich noch an diese Mär. In einer Zeitschrift sah ich ein Foto des 1973 verstorbenen

Martial-Arts-Kämpfers und Schauspielers Bruce Lee (dessen Todesursache, über 40 Jahre nach seinem Ableben, übrigens nach wie vor Gegenstand von Spekulationen und wilden Verschwörungstheorien ist). Das Foto zeigte den toten Lee in dem Sarg, in den er wenige Tage zuvor gebettet worden war. Unmittelbar nach seinem Tod hatte es bereits Mordgerüchte gegeben. Wenige Tage nach der Trauerzeremonie in Hongkong war der Sarg mit dem Toten dann in die USA überführt worden. Dort erfolgte eine Öffnung des Sarges, und der Anblick, der sich dann bot, war auf ebendiesem Foto, das mir als Kind in die Hände fiel, festgehalten: ein scheinbar unrasiertes Gesicht, das wächsern und eingefallen erschien. Unter dem Bild fand sich die Bildunterschrift: »Bruce Lee wurde lebendig begraben, dies ergab die Öffnung seines Sarges. Sein Bart ist im Sarg weitergewachsen. Das beweist, dass er fälschlicherweise für tot erklärt wurde.«

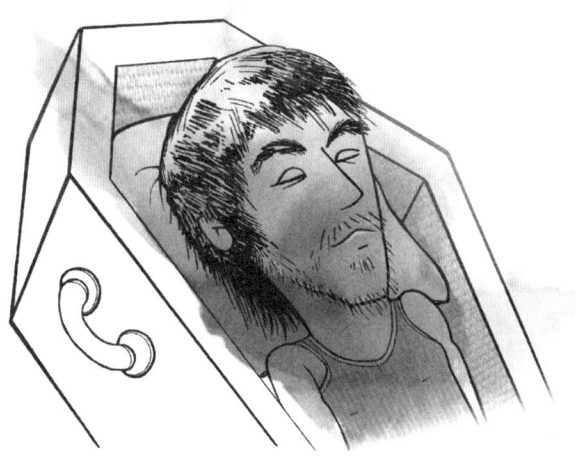

IRRTUM NR. 32

Rechtsmediziner besprechen ihre Fälle zu Hause mit der Familie, um mit ihrem Job klarzukommen

Das ist genauso falsch wie die Annahme, wir müssten uns durchgehend besaufen oder uns anderweitig berauschen, um den Alltag im rechtsmedizinischen Institut ertragen zu können (vergleiche Irrtum Nr. 12). Weit gefehlt, wir haben uns diesen Beruf schließlich selbst ausgesucht! Rechtsmediziner zu sein ist keine Strafe, sondern – nicht nur für mich, auch für alle Kollegen, die ich kenne – ein großes Glück.

Für Außenstehende mag es nur schwer vorstellbar sein, dass unsere Arbeit uns tatsächlich Spaß macht (im Sinne von professioneller Befriedigung, verbunden mit der notwendigen Distanz zu dem jeweiligen Fall). Als Rechtsmediziner ist man von Natur aus nicht depressiv. Im Gegenteil. Wenn man depressiv veranlagt wäre, dann hätte man sich diesen Beruf sicher nicht ausgesucht. Alle meine Kollegen sind absolut lebensfrohe und fröhliche Menschen, und da schließe ich mich mit ein. Ein solches

Naturell ist sicherlich nicht nur ein großer Vorteil für den Beruf des Rechtsmediziners, wahrscheinlich sichert es langfristig auch die psychische Unversehrtheit angesichts der mitunter äußerst heftigen Gewaltspuren, die wir bei Lebenden und Toten untersuchen müssen. In den letzten 20 Jahren habe ich es lediglich einmal erlebt, dass eine Kollegin ihren Beruf an den Nagel gehängt hat, weil ihr mit zunehmendem Alter Tötungsdelikte an Kindern immer mehr psychisch zusetzten.

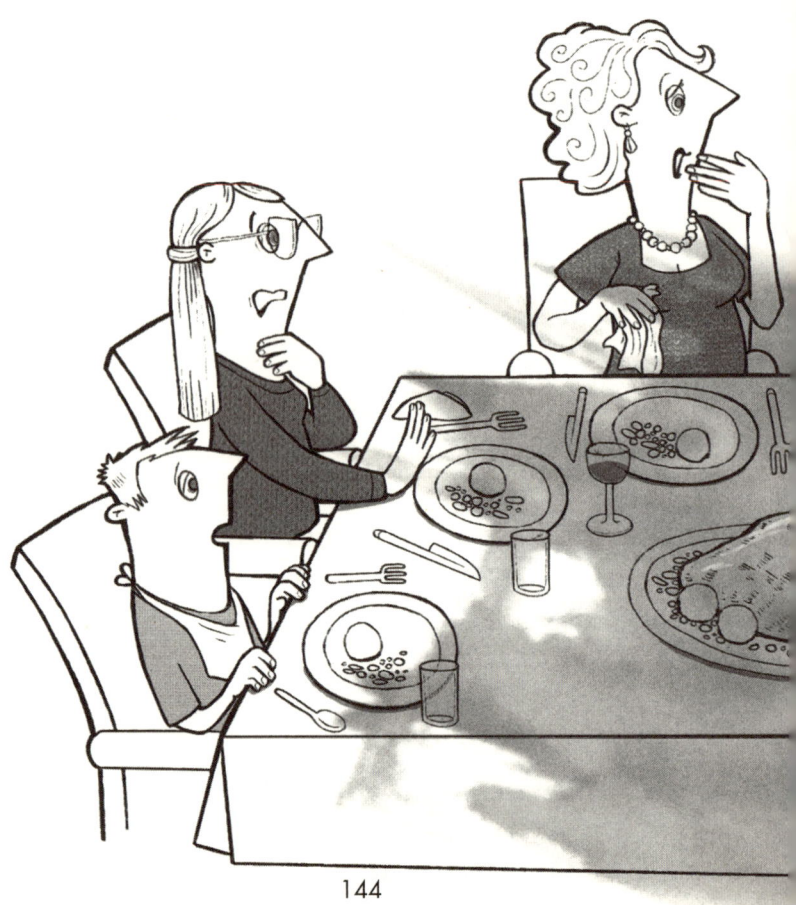

Wir haben keine Psychologen oder Psychiater bei uns im Institut, die regelmäßig oder auf Abruf mit uns Supervision betreiben oder uns mit Rollenspielen helfen, das im Sektionssaal Erlebte zu verarbeiten. Unser Beruf erscheint für Außenstehende phasenweise unerträglich. Ich kann das gut nachvollziehen. Gerade wenn es um sexuell missbrauchte und anschließend zu Tode gequälte Säuglinge und Kinder geht, braucht man starke Nerven, um unvoreingenommen und objektiv das entsprechende Gutachten im jeweiligen Fall abzugeben.

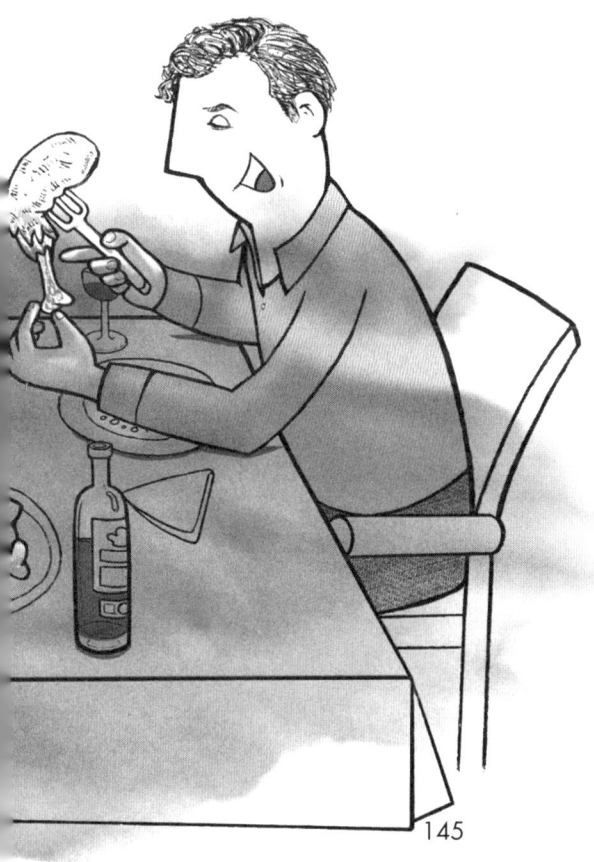

Ende Dezember 2004 flog ich nach Thailand und half dort in Phuket, Opfer des verheerenden Tsunamis, der über 230 000 Menschen das Leben gekostet hatte, zu identifizieren. Die Verantwortlichen beim Bundeskriminalamt, die diese Mission damals koordinierten, waren der Meinung, dass wir bei unserer Arbeit Unterstützung durch Psychologen benötigen würden. Diese Psychologen wurden ein paar Tage später auch eingeflogen und begleiteten uns am Tag nach ihrer Ankunft zu der Tempelanlage, in der wir in Ermangelung anderer Räumlichkeiten obduzierten. Dort lagen über 10 000 Tote in der prallen Sonne auf dem Boden. Abends saßen wir mit den nervlich total aufgeriebenen und weinenden Psychologen in der Hotellobby. Sie waren völlig unvorbereitet mit einem Blick auf die Apokalypse und dem infernalischen Gestank konfrontiert worden und reisten alle noch am folgenden Tag wieder zurück nach Deutschland – vermutlich um sich dann zu Hause in psychologische Behandlung zu begeben ...

Ich will das nicht ins Lächerliche ziehen. Die dafür Verantwortlichen beim Bundeskriminalamt wollten für uns nur das Beste. Ihr Denkfehler war aber, dass ja nicht wir diejenigen waren, die bei dieser Identifizierungsmission mit etwas ungewohnt Grausamem konfrontiert wurden und Unterstützung benötigten, sondern die uns zur Seite gestellten Psychologen, die völlig unvorbereitet in diese Situation gerieten.

Ich kann mich nur an sehr wenige Fälle aus meiner täglichen Praxis erinnern, über die ich zu Hause mit meiner Frau gesprochen habe. Das waren dann in der Regel Fälle, die gerade prominent durch die regionalen Medien gingen und deshalb Thema waren. Die gemeinsame Familienzeit ist mir viel zu wertvoll, um mich auch noch zu Hause mit den Toten zu beschäftigen; es stehen genug wichtigere Themen im Familienkreis an, als dass nach Feierabend für Berufliches noch Zeit wäre. Und schließlich benötigt man einen gesunden Abstand zu den Abscheulichkeiten und Grausamkeiten, die wir jeden Tag sehen. Ansonsten kann man sich nicht mehr die dringend notwendige emotionale Zurückhaltung und die damit einhergehende Objektivität als Sachverständiger bewahren.

Wer als Rechtsmediziner die Toten mit nach Hause nimmt, hat sich den falschen Beruf ausgesucht.

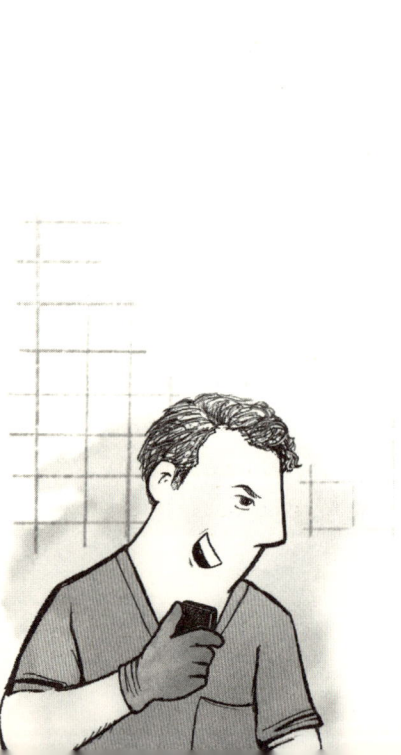

IRRTUM NR. 33

Tatort und Leichenfundort
sind das Gleiche

Die Begriffe »Tatort« und »Leichenfundort« werden in Fernsehfilmen und in der Kriminalliteratur häufig verwechselt oder synonym verwendet. Dabei gibt es einen signifikanten Unterschied. An einem »Tatort« ereignet sich die eigentliche Tat – beispielsweise wird jemand durch eine andere Person schwer verletzt und stirbt. Wird der Tote anschließend vom Täter oder von anderen Personen vom Tatort weggeschafft und an anderer Stelle abgelegt und dort dann von Spaziergängern oder der Polizei entdeckt, dann ist das der »Leichenfundort«. Das Wegschaffen des Toten vom Tatort wird übrigens als »Leichenbeseitigung« bezeichnet und dient in der Regel einzig und allein dem Zweck, das Tötungsverbrechen zu verheimlichen. Die Leichenbeseitigung kann auf verschiedene Arten erfolgen. Der Tote wird beispielsweise in einen Teppich eingerollt und dann so verpackt weggeschleppt (übrigens auch ein schönes Klischee, kommt aber tatsächlich hin und wieder vor), oder das Todesopfer wird in Stücke zerhackt und dann in einen oder mehrere Rollkoffer oder andere gut zu transportierende Behältnisse verpackt. Die Rollkoffernummer ist in der deutschen Hauptstadt offensichtlich sehr beliebt, zumindest durften wir die entsprechenden Resultate schon des Öfteren in Berlin untersuchen. Übrigens ist in derartigen Fällen natürlich nicht etwa der Teppich oder Rollkoffer der Leichenfundort, sondern der Ort, an dem

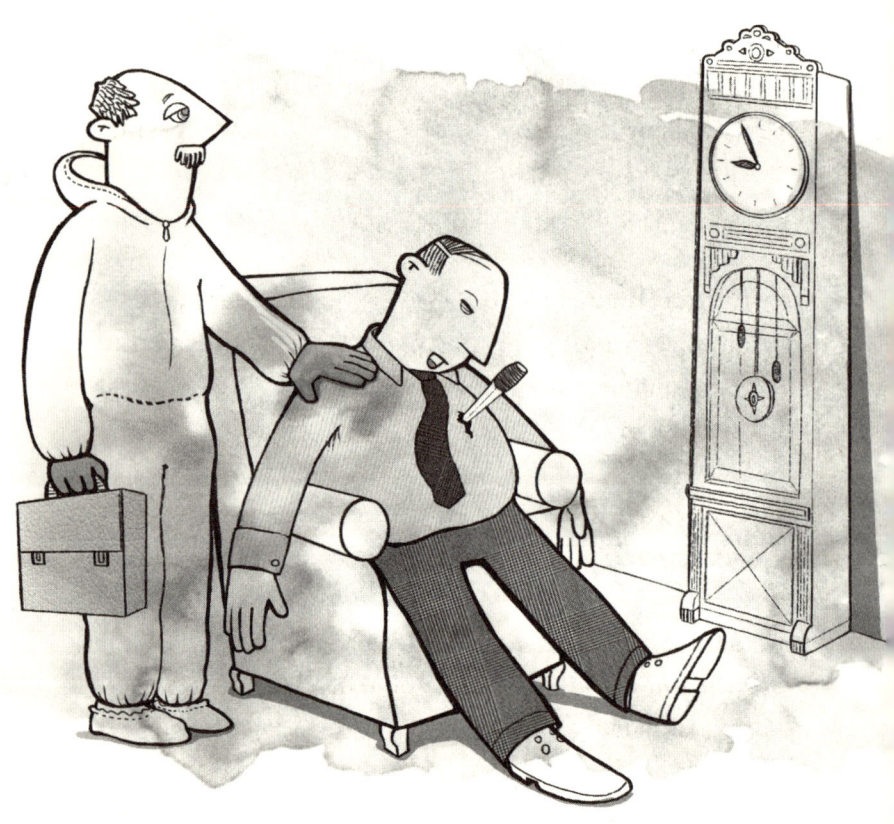

die sterblichen Überreste des Opfers abgelegt und später aufgefunden wurden.

Da wir gerade bei diesen Begriffen sind: Die Sachlage lässt sich durchaus noch komplizierter gestalten – zum Beispiel durch die Einführung des Begriffs »Sterbeort«. Dieser Terminus kommt zum Beispiel zum Tragen, wenn das Mordopfer seine schweren und letztlich tödlichen Verletzungen noch einige Zeit überlebt und sich, beispielsweise auf allen vieren kriechend, weghumpelnd oder sogar noch ein Stück aus eigener Kraft in einem Auto fahrend, vom eigentlichen Tatort entfernt und schließlich an einem anderen Ort verstirbt. Dann ist der Leichenfundort zwar der Sterbeort, aber nicht der Tatort. Alles klar?

Das war die rechtsmedizinische Perspektive. Der Begriff »Tatort« hat allerdings noch weitere Definitionen, die – je nach Perspektive der Profession, von der aus man sich damit beschäftigt – unterschiedliche Schwerpunkte haben. So definiert der deutsche Jurist einen »Tatort« im Strafgesetzbuch in § 9 (»Ort der Tat«) wie folgt:

»(1) Eine Tat ist an jedem Ort begangen, an dem der Täter gehandelt hat oder im Falle des Unterlassens hätte handeln müssen oder an dem der zum Tatbestand gehörende Erfolg eingetreten ist oder nach der Vorstellung des Täters eintreten sollte und (2) Die Teilnahme ist sowohl an dem Ort begangen, an dem die Tat begangen ist, als auch an jedem Ort, an dem der Teilnehmer gehandelt hat oder im Falle des Unterlassens hätte handeln müssen oder an dem nach seiner Vorstellung die Tat begangen

werden sollte. Hat der Teilnehmer an einer Auslandstat im Inland gehandelt, so gilt für die Teilnahme das deutsche Strafrecht, auch wenn die Tat nach dem Recht des Tatorts nicht mit Strafe bedroht ist.« Verwirrung komplett? Wenn ich solche Paragraphen lese, bin ich immer wieder froh, dass ich nicht Jura, sondern Medizin studiert habe. Aber trotzdem wollen wir uns das mal etwas genauer ansehen.

Der Jurist unterscheidet also dreierlei, wenn er den Begriff »Tatort« benutzt, nämlich a) den Ort, an dem ein Täter eine Tat aktiv begangen hat, b) den Ort, an dem eine Tat (erfolgreich oder auch nicht von Erfolg gekrönt) zu Ende gebracht wurde, und c) den Ort, an dem in der Vorstellung des Täters die Tat hätte begangen werden sollen beziehungsweise wo er zum Täter werden wollte. Kompliziert, ich weiß, und ich will Sie hier damit auch nicht weiter belasten, denn dieses Buch ist ja kein Leitfaden der Rechtswissenschaften, sondern es geht um die Rechtsmedizin.

Schauen wir jetzt noch aus der Perspektive einer weiteren Berufsgruppe, die sich mit Verbrechen und Verbrechensaufklärung beschäftigt, nämlich aus Sicht der Kriminalistik auf die Bedeutung des Begriffs »Tatort«. In der Kriminalistik ist der Tatort nicht nur der Ort, an dem sich die Tat ereignet hat, sondern auch der Ort, an dem entweder Vorbereitungen oder Nachbereitungen dieser Tat stattfanden. Als Vorbereitung einer solchen Tat (in unserem Fall ein Tötungsverbrechen) kommt zum Beispiel der Ort in Frage, an dem der Plan zur Ermordung eines Menschen getroffen wurde. Und als Nachbereitung der Tat gilt alles, was mit der Verdeckung der eigentlichen Tat zu tun hat, so zum Beispiel auch das Verstecken oder Vergraben der Waffe, mit der ein Mensch getötet wurde.

Fazit: Sowohl die juristischen als auch kriminalistischen Tatort-Definitionen sind für den Rechtsmediziner nicht praktikabel. Da staunt der Fachmann, und der Laie wundert sich. Deshalb vergessen wir sie ganz rasch wieder und merken uns einfach nur: Im sonntäglichen *Tatort* muss der Leichenfundort nicht zwangsläufig der Tatort sein, auch wenn der Titel der TV-Serie das suggeriert.

IRRTUM NR. 34

Die Todeszeit bestimmt der Rechtsmediziner durch Handauflegen auf die noch vollständig bekleidete Leiche

Die Feststellung der Todeszeit ist seit jeher ein zentrales Thema in der Rechtsmedizin. Zu wissen, wann genau jemand gestorben ist beziehungsweise wann die betreffende Person sehr wahrscheinlich noch lebte, ist für die Polizei im Rahmen ihrer Todesermittlungen von entscheidender Bedeutung. Denn nur dann können Zeugenaussagen zu Beobachtungen auch folgerichtig ausgewertet werden. Hat Herr X, der in seiner Wohnung in einem Mehrfamilienhaus erschlagen aufgefunden wurde, noch gelebt, als Herr Y den Tatort verlassen hat? Nur wenn diese Uhrzeiten bekannt und somit vergleichbar sind, können die Mordermittler Aussagen dazu treffen, ob eine bestimmte Person (in diesem Fall Herr Y) als Tatverdächtiger in Frage kommt oder ob seine Tatbeteiligung ausgeschlossen werden kann.

Für die Eingrenzung der Todeszeit gibt es verschiedene Parameter, die der Rechtsmediziner heranziehen kann. Zu

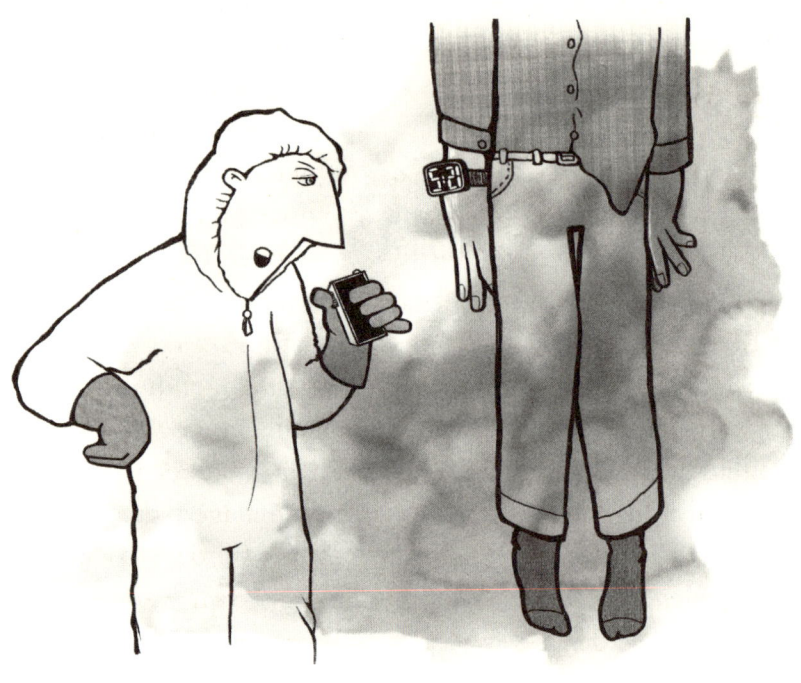

diesen Parametern, die wir möglichst frühzeitig untersuchen und dokumentieren (und das schon am Tatort und nicht erst, wenn der Leichnam bereits in der Rechtsmedizin liegt), gehören unter anderem Leichenflecken und Leichenstarre. Ferner erfolgt eine Überprüfung, ob die Gesichtsmuskulatur des Toten auf elektrische Reizung mittels eines speziell dafür konzipierten Reizstromgeräts reagiert und somit noch postmortale Muskelzuckungen auslösbar sind. Innerhalb von ungefähr sechs bis acht Stunden nach dem Tod reagieren die mimischen Muskeln im Gesicht nämlich noch auf elektrische Reize, danach

nicht mehr. Auch das Einträufeln einer pupillenerweitern-
den Substanz in ein Auge und einer pupillenverengenden
Substanz in das andere Auge des Toten gehört zu unseren
Untersuchungsmethoden. Eine Pupillenreaktion, also die
Verengung oder Erweiterung der Pupille nach Gabe ent-
sprechender Augentropfen, zeigt sich noch bis etwa zwölf
Stunden nach Eintreten des Todes – unter Umständen
auch noch einige Stunden später. Ein weiteres wichtiges
Kriterium zur Todeszeiteinschätzung ist die im Enddarm
des Verstorbenen gemessene Körperkerntemperatur. Unter normalen Umgebungsbedingungen bleibt die Körpertemperatur des Toten zunächst etwa drei Stunden lang
konstant bei 37 Grad Celsius. Dann verringert sie sich
um ein Grad Celsius pro Stunde. Wenn bei dem Toten
beispielsweise 30 Grad Celsius Körperkerntemperatur
gemessen werden, bedeutet das, dass er zur Zeit der Untersuchung bereits etwa zehn Stunden tot war (Diffe-
renz zwischen normaler Körpertemperatur von 37 Grad
Celsius und 30 Grad Celsius gemessener Körperkerntemperatur = 7 + 3 [Stunden, während denen die Körpertemperatur nach Todeseintritt konstant bleibt] = 10 Stunden).
Allerdings spielen hierbei verschiedene Einflussfaktoren
wie Umgebungstemperatur, Körpergewicht und Bekleidung des Toten eine Rolle – bei Leichenfunden im Freien
auch die Witterungsbedingungen. Deren Erläuterung gin-
ge hier allerdings zu weit.

All diese Messergebnisse, die auf die Todeszeit schließen lassen, werden schließlich in ein eigens dafür ent-
wickeltes Computerprogramm eingegeben, das aus den

verschiedenen Parametern die wahrscheinlichste Todeszeit berechnet.

Den Rechtsmediziner, der durch Handauflegen beim Verstorbenen die Todeszeit exakt feststellen kann, gibt es nur im Fernsehen. Aber da gibt es ja auch zu jeder Tages- und Nachtzeit durch rechtsmedizinische Institute wandelnde Angehörige, blitzgescheite Serienkiller und klassische Musik und Brötchen für die Obduzenten im Sektionssaal ...

IRRTUM NR. 35

Die Todeszeit bestimmt der Rechtsmediziner so ziemlich auf die Minute genau

Lediglich im »frühen postmortalen Intervall« (so bezeichnet der Rechtsmediziner die Zeitspanne innerhalb der ersten 24 Stunden nach dem Tod) kann eine annähernde Eingrenzung der Todeszeit erfolgen. Im frühen postmortalen Intervall liegt die von uns angegebene Zeitspanne zur Todeszeit im allergünstigsten Fall bei plus/minus zwei Stunden. Das bedeutet, der Rechtsmediziner wird sich nicht – wie in deutschen Fernsehkrimis gerne kolportiert – festlegen und zum Kommissar sagen: »Herr X ist gestern Nacht um 23.38 Uhr gestorben.« Vielmehr würde ein echter Rechtsmediziner sagen: »Die wahrscheinliche Todeszeit von Herrn X ist gestern Abend 23.30 Uhr plus/minus zwei Stunden.« Zumindest ist das die wahrscheinlichste Zeitspanne. Der Betreffende kann aber auch einige Zeit davor oder danach gestorben sein, wenn bestimmte Parameter, die wir zwar zur Todeszeitberechnung heranziehen, die aber erheblichen Schwankungen unterliegen können, im konkreten Fall deutlich außerhalb ihres eigentlichen Normalwertes liegen. Zu diesen Parametern, die sehr stark schwanken können, zählen unter anderem die Umgebungstemperatur und die Körperkerntemperatur des Toten. Wenn ich als Rechtsmediziner den Todeszeitpunkt eingrenzen möchte, benötige ich dafür unter anderem, wie schon im vorherigen Kapitel erläutert, die Körperkerntemperatur des Toten sowie die Umgebungstemperatur. Beide Werte haben erheblichen Einfluss auf das Ergebnis der Berechnung der Todeszeit, aber genau darin besteht auch eine gewisse Unsicherheit. Ich gehe zum Zeitpunkt meiner Untersuchungen zur Todeszeit nämlich von verschiedenen Voraussetzungen aus, die nicht ohne weiteres verifizierbar sind – zum Beispiel, dass die Umgebungstemperatur, die ich am Tatort gemessen habe, auch in den Stunden zuvor relativ konstant war und dass der Verstorbene zum Zeitpunkt seines Todes auch tatsächlich die normale Körpertemperatur eines Menschen hatte (im Mittel 37 Grad Celsius). Bei beiden Annahmen mag es sich aber um Trugschlüsse handeln. Wenn ich am Tatort eintreffe, kann es sein, dass sich die Umgebungstemperatur zwischenzeitlich signifikant erhöht hat, da sich bereits seit zwei Stunden eine ganze Armada von Polizeibeamten und Kriminaltechnikern im Raum aufhält, in dem der Tote liegt. Dadurch steigt die Raumtemperatur an und entsprechend auch die von mir gemessene Umgebungstemperatur. Das Ergebnis zur Todeszeit wird mithin verfälscht. Genauso verhält es sich, wenn der Verstorbene zu Lebzeiten durch Fieber eine deutlich erhöhte Körpertemperatur hatte. Dann ist der Ausgangswert von 37 Grad Celsius, den ich meinen Berechnungen zugrunde lege, eine Fehlannahme und das Ergebnis zur Todeszeit entsprechend verfälscht. Deshalb favorisiere ich die Formulierungen *Eingrenzung der Todeszeit* oder *Einschätzung der Todeszeit* und nicht *Bestimmung der Todeszeit,* da letzterer Begriff eine Sicherheit und Absolutheit impliziert, die es nicht gibt.

Hier noch eine skurrile Begebenheit, die ein Kollege von mir vor Gericht erlebt hat, wo es auch um die Bestimmung des Todeszeitpunkts ging. Er musste in einem Strafverfahren, bei dem es um den Vorwurf der Tötung eines schwerbehinderten Mannes ging, als Sachverständiger aussagen. In seinem mündlichen Gutachten vor Gericht ging es neben der Todesursache und den Obduktionsbefunden auch um die Todeszeit. Die Todeszeit war im Zusammenhang mit der Frage, ob zeitnah eingeleitete Reanimationsversuche das Leben des Mannes eventuell hätten retten oder zumindest verlängern können, für das Gericht von Bedeutung (ein weiteres Beispiel dafür, warum die Todeszeit in einem Todesermittlungsverfahren von erheblicher Relevanz ist). Nachdem mein Kollege seine Berechnungen zur Todeszeit vorgetragen hatte, die auf Vorhandensein und Intensität von Leichenstarre und Leichenflecken und Messung der Körperkern- und Umgebungstemperatur basierten, sagte der Verteidiger des der Tötung Angeklagten: »Es ist doch eine allgemein bekannte Tatsache, dass die Armbanduhr, die der Mensch trägt, zum Zeitpunkt seines Todes stehen bleibt. Welche

Uhrzeit zeigte denn die Uhr des Toten zu dem Zeitpunkt, als Sie am Leichenfundort eintrafen?« Mein Kollege muss auf diese Frage hin ziemlich überrascht ausgesehen haben. Da er nicht gleich antwortete, wiederholte der Anwalt seine Frage. Mein Kollege sah zum Richtertisch und fragte die Vorsitzende Richterin, ob er tatsächlich auf so eine Frage antworten müsste. Doch vom Richtertisch war keine Unterstützung zu erwarten, da das Ammenmärchen, eine Armbanduhr würde zum Zeitpunkt des Todes ihres Trägers stehen bleiben, dort auf offene Ohren stieß. Die Vorsitzende Richterin fragte nun nämlich ihrerseits: »Kann das sein, dass ein Zusammenhang zwischen Todeszeit und stehen gebliebener Uhr besteht?« Insofern sind es nicht immer nur Fernsehfilme, in denen Absurditäten (als Irrtum möchte ich das nicht mal bezeichnen, weil diese Annahme dermaßen realitätsfern ist) über die Rechtsmedizin verbreitet werden. In diesem Fall war es ein Rechtsanwalt vor Gericht.

IRRTUM NR. 36

Den Tod stellt der Kriminalkommissar durch Fühlen des (nicht vorhandenen) Pulsschlages der Halsschlagader fest

Eine absurde Darstellung, die jeder schon mehrfach in Fernsehkrimis erlebt hat – für mich ist das beim Zuschauen immer eine arge Geduldsprobe. Meist wird der Held (in der Regel der Kommissar) zuvor in einen Schusswechsel verwickelt, wobei sein Kollege tödlich getroffen wird. Mit einer Hand (in der anderen hält der Schauspieler meist seine großkalibrige Schusswaffe) tastet der Held am Hals seines niedergeschossenen Kollegen nach dessen Halsschlagader. Wenige Sekunden sind für den Helden dann ausreichend, um durch Anlegen des ausgestreckten Zeige- und Mittelfingers am Hals des anderen festzustellen, dass dieser mausetot ist. Dieser kurze Moment, in dem er eben keinen Pulsschlag feststellt, reicht ihm aus für die folgenschwere Entscheidung, dass Reanimationsmaßnahmen keine Aussicht auf Erfolg haben, er den Betreffenden einfach liegen lassen kann und dass nun munter weitergeballert werden kann.

Puuuhh … Harter Tobak. In der Realität ist die Todesfeststellung dann doch wesentlich komplexer. Zum
Glück. Stellen Sie sich vor, ein naher Angehöriger von
Ihnen ist schwer verletzt und nicht mehr bei Bewusstsein.
Möchten Sie dann die Entscheidung, ob es Sinn macht,
gegebenenfalls lebensrettende Reanimationsmaßnahmen
noch einzuleiten oder nicht (und ob zu diesem Zwecke
sofort ein Notarzt hinzugerufen wird), einem medizinischen Laien wie diesem Kommissar überlassen? Und
die Entscheidung soll dann auch noch innerhalb weniger
Sekunden erfolgen? Auf keinen Fall!

Aber wie stellt man den Tod fest?

In der Rechtsmedizin unterscheiden wir *unsichere* und
sichere Todeszeichen. Zu den unsicheren Todeszeichen
gehören Atemstillstand, Pulslosigkeit, Erschlaffung und
Abkühlung des Körpers sowie weite Pupillen. Und wie
der Terminus *unsicher* schon impliziert, ist es eben nicht
sicher, dass der Betreffende wirklich tot ist. Vielleicht ist er
nur scheintot. Deshalb berechtigen die unsicheren Todeszeichen weder den medizinischen Laien noch den geschul-
ten Ersthelfer oder Arzt dazu, Reanimationsmaßnahmen
abzubrechen oder gar nicht erst einzuleiten. Beim Schein-
tod sind äußerlich erkennbare Lebenszeichen nicht mehr
feststellbar; der Betreffende kann aber mit den geeigneten
medizinischen Maßnahmen noch durchaus wieder ins
Leben zurückgeholt werden. Ursachen eines Scheintodes
können beispielsweise massiver Blutverlust, Unterkühlung, Stromschlag, Vergiftungen mit Betäubungs- oder
Schlafmitteln oder ein schweres Schädel-Hirn-Trauma

sein. Ich kenne aus eigener Berufserfahrung einige solche Fälle, bei denen Ärzte oder Polizeibeamte aufgrund des Vorhandenseins unsicherer Todeszeichen fälschlicherweise davon ausgingen, dass eine Person tot sei. Entsprechende Schlagzeilen *(»Scheintoter wenige Minuten vor Verbrennung im Krematorium aufgewacht«)* liest man ab und zu in der Zeitung. Deshalb ist es wichtig für den leichenschauenden Arzt, den Tod nur zu attestieren, wenn wenigstens eines der drei sicheren Todeszeichen feststellbar sind – Leichenflecken, Leichenstarre und Leichenfäulnis.

Die Nummer mit dem kurzen Betasten der Halsschlagader ist zwar pure Fiktion, aber Scheintod-Fälle gibt es tatsächlich jedes Jahr in Deutschland – einige wenige, aber es gibt sie.

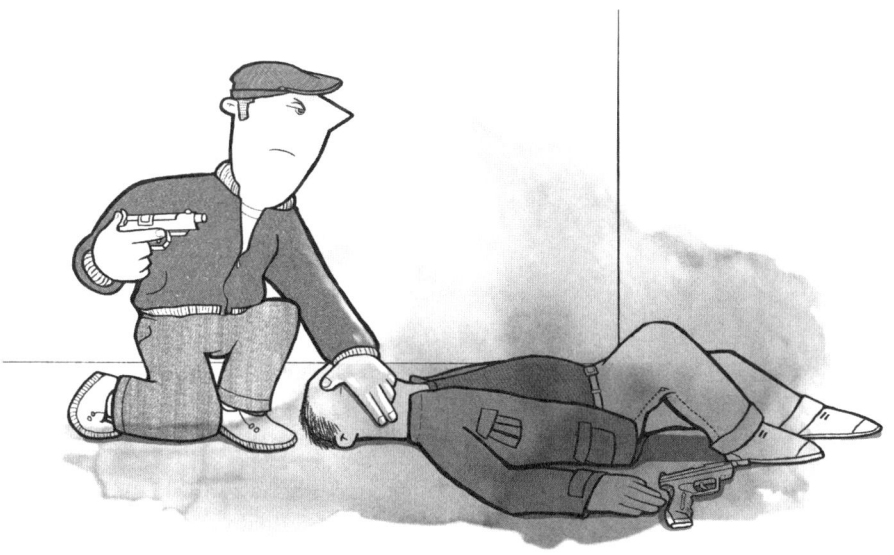

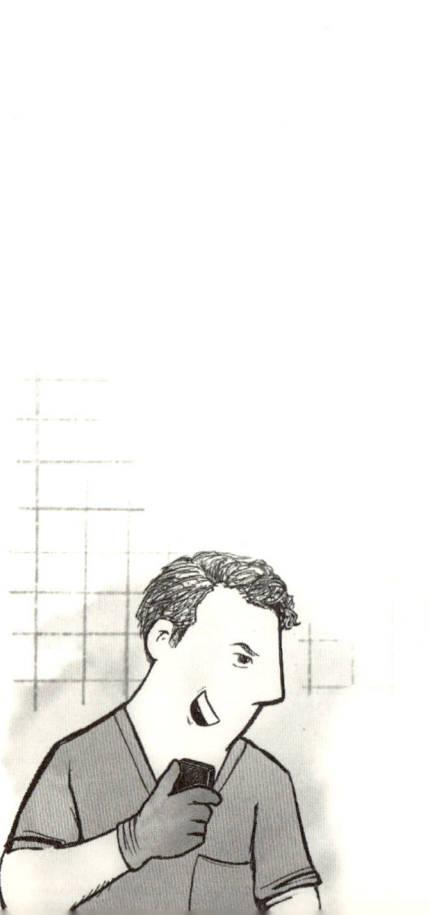

IRRTUM NR. 37

Die Todeszeit kann durch eine Mageninhaltsanalyse ermittelt werden

Im Kölner *Tatort* nimmt sich der Schauspieler Joe Bausch als Rechtsmediziner Dr. Joseph Roth gerne auch mal den Mageninhalt eines Toten vor, um daraus zu schließen, wann der Betreffende verstorben ist. Der Einsatz dieser Methode in der rechtsmedizinischen Praxis entspringt jedoch allein der Phantasie der Drehbuchautoren. Um anhand einer Mageninhaltsanalyse den Todeszeitpunkt eines Menschen eingrenzen zu können, müsste man nämlich den Verstorbenen sofort sicher identifizieren – was eben nicht immer der Fall ist; häufig vergehen dabei ein paar Tage oder gar Wochen. Darüber hinaus müsste man auch genau wissen, um welche Uhrzeit er das letzte Mal etwas gegessen hat, was genau er gegessen hat und wie viel davon und in welchem Zeitraum. Aber wann ist das in der Realität schon mal der Fall, dass diese Informationen alle zweifelsfrei vorliegen? Eigentlich nie.

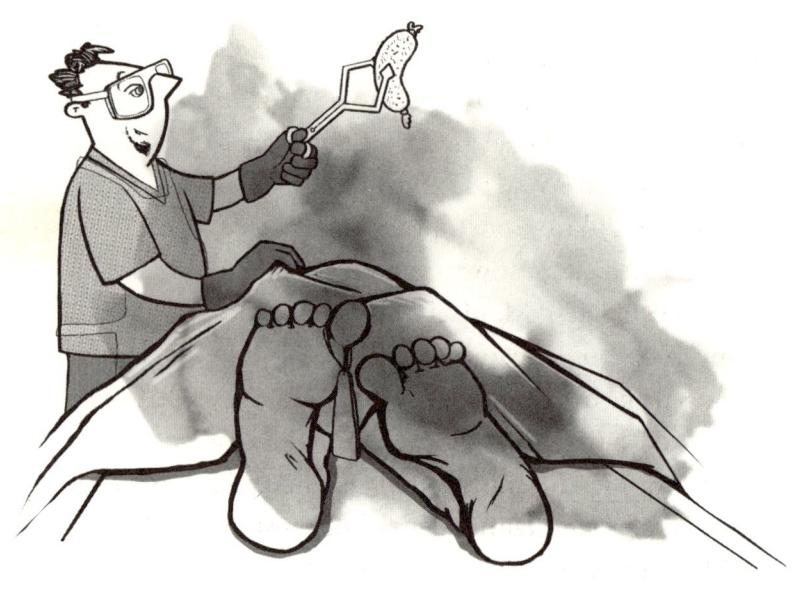

Bei einem Toten lässt ein voller Magen auch keine Aussage darüber zu, wann der Betreffende nach seiner letzten Mahlzeit verstorben ist. Auch wenn in den Physiologie-Lehrbüchern steht, dass es nach einer normalen Mahlzeit ungefähr drei bis vier Stunden dauert, bis der Speisebrei einer Mahlzeit den Magen ganz und gar verlassen hat und in den Zwölffingerdarm weitertransportiert wurde, ist dieses theoretische Wissen bei Obduktionsfällen wenig hilfreich. Vor kurzem habe ich eine junge Frau obduziert, die zwölf Tage nach einem massiven Schädel-Hirn-Trauma in einer Klinik verstorben war. Sie war unmittelbar nach ihrer schweren Verletzung auf die Intensivstation der Klinik verlegt worden und hatte dort das Bewusstsein bis zu ihrem Tod nicht wiedererlangt. Während sie im

Koma lag, wurde sie über venöse Gefäßzugänge mit Flüssigkeit versorgt und wohl offensichtlich zeitweise auch über eine Magensonde mit flüssiger Kost (»Sonden-nahrung«) ernährt. Trotzdem war der Magen der Toten bei der Obduktion noch prall gefüllt mit Kartoffel- und Paprikastückchen sowie weiteren undefinierbaren Bestandteilen. Diese Mahlzeit musste sie, kurz bevor sie die schweren Kopfverletzungen erlitten hatte, zu sich genommen haben, denn das war definitiv keine »Sondennahrung«, die zur Ernährung komatöser Patienten eingesetzt wird – in diesen Fällen wird ausschließlich Flüssignahrung verabreicht. Durch den Schockzustand, in dem sich ihr Körper befand, kamen zahlreiche ihrer Eingeweidefunktionen völlig zum Erliegen – so auch die Entleerung des Speisebreis vom Magen in den Zwölffingerdarm. Wäre die Vorgeschichte und der zeitliche Krankheitsverlauf bei der jungen Frau nicht so explizit bekannt gewesen, hätte die bloße Zugrundelegung normaler physiologischer Gesetzmäßigkeiten (drei bis vier Stunden Dauer bis zur Magenentleerung) zu der Annahme verleitet, die junge Frau habe ihr schweres Schädel-Hirn-Trauma nicht länger als höchstens vier Stunden überlebt. In Wirklichkeit hatte sie ihre Kopfverletzungen jedoch zwölf Tage überlebt.

Aber: Auch wenn sich mittels Mageninhaltsanalyse die Todeszeit nicht ermitteln lässt, so kann eine chemisch-toxikologische Mageninhaltsanalyse in einigen Fällen sehr wohl die Todesursache klären, nämlich über den Nachweis einer tödlichen Vergiftung. Die Analyse der

Zusammensetzung des Mageninhalts beziehungsweise der darin enthaltenen Substanzen kann unseren Toxikologen wesentliche Informationen liefern – nicht nur darüber, ob der Betreffende an einer Intoxikation verstarb, sondern auch, ob er kurz vor seinem Ableben noch bestimmte Medikamente eingenommen hatte. Auf diesem Weg können möglicherweise wichtige Erkenntnisse zur Identifizierung eines bis dahin unbekannten Toten und zur Rekonstruktion der Ereignisse kurz vor seinem Tod gewonnen werden.

IRRTUM NR. 38

Die letzte Mahlzeit eines Toten lässt sich bei der Obduktion anhand der Untersuchung seines Mageninhalts feststellen

Irgendwie scheinen die Drehbuchautoren der Kölner *Tatort*-Folgen auf Mageninhalt fixiert zu sein. Wäre ich Psychiater, würde ich vermutlich darüber spekulieren, ob ein nicht anders zu verarbeitendes Kindheitstrauma bei denen dafür verantwortlich ist. Ein voller Magen bei einem Toten und dessen Analyse scheint eine große Faszination auszuüben, denn sonst käme dieses Thema im Kölner *Tatort* nicht so oft vor. Die letzte Mahlzeit kann der Kölner Rechtsmediziner jedenfalls anhand der Untersuchung des Mageninhalts des Toten auch feststellen. In der Realität ist das unmöglich, mal abgesehen davon, dass es keine besonders appetitliche Angelegenheit ist, den Magen eines Toten aufzuschneiden, den Inhalt in einem Behältnis aufzufangen (ganz vorsichtig, ohne dass auch nur ein Tropfen verlorengeht), daran zu riechen, die Menge zu messen und dann mit dem bloßen Auge auch noch Aussagen darüber zu treffen, ob sich eventuell Tablettenreste darin finden.

Es gibt aber tatsächlich »Spezialisten«, die von sich behaupten, aufgrund der Untersuchung des Mageninhalts (dieser wird von ihnen zu diesem Zwecke zentrifugiert, durchgesiebt und mikroskopiert) Aussagen zur Todeszeit (vergleiche Irrtum Nr. 37) oder zu den Bestandteilen des Mageninhalts und damit sehr genau auch zur Zusammensetzung der letzten Mahlzeit des Toten machen zu können. Auch hier staunt der Laie mal wieder, und selbst der Fachmann wundert sich einmal mehr, was die Kollegen (vorgeblich) alles können. Die Grundidee einer Untersuchung des Mageninhalts mit dem Ziel, daraus möglicherweise kriminalistisch relevante Aussagen abzuleiten, ist prinzipiell zunächst einmal vernünftig und eine Überlegung wert. Aber von der Theorie zur Praxis ist es leider in diesem Fall ein zu großer Schritt, und die Fehleranfälligkeit dieser Methode beziehungsweise der Schlussfolgerungen, die daraus gezogen werden, ist sehr hoch. Ich möchte das anhand eines Beispiels erläutern. Vor über zehn Jahren habe ich in Niedersachsen den Leichnam einer unbekannten jungen Frau obduziert. Sie war Opfer eines Sexualdelikts und erdrosselt worden. Ihr Leichnam war auf einem Autobahnrastplatz abgelegt worden. Aufgrund ihrer Bekleidung und persönlicher Gegenstände, die die junge Frau in ihren Taschen trug, vermuteten die Ermittler, dass sie aus Tschechien stammte. Ein paar Tage nach der Obduktion (die unspektakulär verlief) gingen die Beamten der zuständigen Mordkommission aufgrund ihrer bisherigen Ermittlungen davon aus, dass sie sehr wahrscheinlich als Prostituierte auf deutschen Autobahnraststätten Lkw-Fahrern ihre Dienste angeboten hatte. Bei der Obduktion hatte ich den gesamten Inhalt ihres gut gefüllten Magens asserviert. Die Überlegungen der zuständigen Mordermittler in diesem Fall waren nun, über die Zusammensetzung der Nahrungsbestandteile der letzten Mahlzeit der Frau zu rekonstruieren, an welcher Autobahnraststätte sie diese letzte Mahlzeit zu sich genommen haben könnte. Da der Magen der Frau recht gut gefüllt war, musste – so die Theorie der Ermittler – die betreffende Autobahnraststätte im Umkreis nur weniger Stunden Fahrzeit mit einem Lkw vom Leichenfundort entfernt sein. So sollte dann die Route des Lkws rekonstruiert und die Spur zum Fahrer und damit auch zum möglichen Mörder der Frau aufgenommen werden. So weit jedenfalls die Theorie. Der hinzugezogene Spezialist für Mageninhalt, seines Zeichens Botaniker, konnte unter dem Mikroskop im Mageninhalt folgende Bestandteile nachweisen: Fleisch, Salat, Tomate und Brot. Aufgrund dieser Zusammensetzung des Mageninhalts stellte er in seinem Gutachten dann fest, dass die letzte Mahlzeit der Frau ein Hamburger gewesen sein musste. Nun wurden alle an der betreffenden Autobahn gelegenen Raststätten im Umkreis mehrerer hundert Kilometer vom Fundort der Frauenleiche unter die Lupe genommen, ob es dort Hamburger zu kaufen gab oder nicht. Um es kurz zu machen: Die Ermittlungen liefen ins

Leere. An den Raststätten, die Burger verkauften, waren keine Beobachtungen oder Videoaufzeichnungen gemacht worden, die weitere Ermittlungsansätze boten, geschweige denn einen verdächtigen Lkw-Fahrer in den Fokus rückten. Zwischenzeitlich wurde die Frau identifiziert, und tatsächlich handelte es sich um eine Tschechin, die im horizontalen Gewerbe tätig und auf Lkw-Fahrer an Autobahnraststätten spezialisiert gewesen war. Ihr Mörder konnte allerdings nie gefunden werden. Es gab in den folgenden Jahren noch mehr strangulierte weibliche Opfer, deren Leichen an Raststätten an ebendieser Autobahn abgelegt worden waren, und es ist nunmehr unbestritten, dass an dieser über tausend Kilometer langen Verkehrsader ein Serienmörder sein Unwesen treibt. Aber alle Hinweise und Ermittlungsansätze liefen bisher ins Leere.

Warum war die Verwendung des Ergebnisses dieses »Experten« für Mageninhalt von Anfang an zum Scheitern verurteilt? Weil die Schlussfolgerung, dass die Nahrungsbestandteile Fleisch, Salat, Tomate und Brot im Mageninhalt ohne jeden Zweifel nur das Resultat einer Hamburger-Mahlzeit sein können, schlichtweg zu konstruiert und einseitig ist. Fleisch, Salat, Tomate und Brot: Wenn Sie in einem Steakhaus essen gehen, einen Döner essen oder sich an einem Buffet bedienen – und das sind nur drei Beispiele –, würde unser »Experte« immer genau diese Nahrungsbestandteile in Ihrem Mageninhalt finden. Die Schlussfolgerung, nur ein Hamburger könne für diese Kombination der einzelnen Nahrungsbestandteile verantwortlich sein, wäre in jedem dieser Beispielfälle falsch. Der kriminalistische Nutzen, den man aus diesem Ergebnis ziehen kann, ist gleich null. Die letzte Mahlzeit eines Toten lässt sich bei der Obduktion anhand der Untersuchung des Mageninhalts eben nicht mit ausreichender Sicherheit feststellen. Alles andere ist Kaffeesatzleserei.

IRRTUM NR. 39

Rechtsmediziner leben gefährlich. Sie sind ein beliebtes Ziel von Vergeltungsaktionen durch rachsüchtige Kriminelle und deren Angehörige

Auch falsch. Meine Kollegen und ich können nach Feierabend ganz entspannt das Institut verlassen, über den Parkplatz schlendern und in unsere Autos steigen oder uns auf den Weg zum nächsten U-Bahnhof begeben. Wir müssen auf unserem Heimweg nicht gehetzt Deckung suchen und, mit dem Schlimmsten rechnend, ständig hinter uns schauen.

Der Zorn angeklagter oder verurteilter Krimineller in Form von Gewaltexzessen richtet sich in der Regel gegen die Vertreter der Staatsanwaltschaft, seltener gegen Richter. Entsprechende tragische Vorfälle, über die in den Medien dann häufig reißerisch berichtet wird, sind beispielsweise der Fall des sogenannten St.-Pauli-Killers, der 1986 im Hamburger Polizeipräsidium den ihn vernehmenden Staatsanwalt erschoss, oder der Mord an dem erst 31 Jahre alten Staatsanwalt Tilman C. Turck in

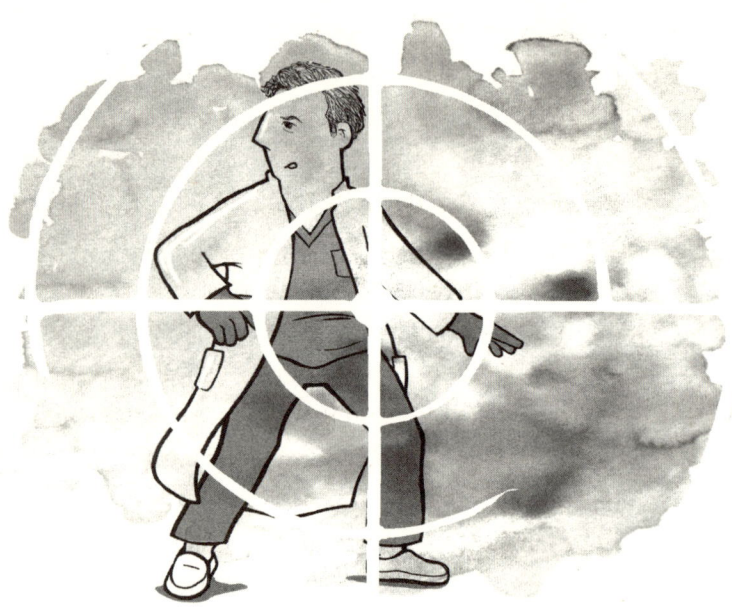

einem Verhandlungssaal des Amtsgerichts Dachau im Jahr 2012.

Dass Rechtsmediziner in der Regel nie zur Zielscheibe Krimineller werden, liegt daran, dass unsere Gutachten in Strafprozessen immer nur ein Teilstück im Gesamtkomplex sind, der letztlich zur Überführung und Verurteilung eines Straftäters führt. Der Rechtsmediziner und sein Gutachten stehen eigentlich niemals im Mittelpunkt eines Strafverfahrens. Sicherlich werden aber der Stellenwert und die Sprengkraft unserer Gutachten, sei es zur Art der gewaltsamen Todesursache, zur Todeszeit oder zur Rekonstruktion der Ereignisse kurz vor dem Tod eines Mordopfers, von den Angeklagten in der Regel nicht erkannt.

Insofern wird deren Bedeutung für den Ausgang des Gerichtsverfahrens meist unterschätzt. Denn die rechtsmedizinischen Untersuchungsergebnisse und unsere gutachterlichen Ausführungen vor Gericht entscheiden – mehr indirekt als direkt und deshalb nicht bewusst wahrgenommen – sehr häufig darüber, ob der Angeklagte wegen Mordes zu einer lebenslangen Freiheitsstrafe verurteilt wird, oder ob das Strafmaß wesentlich geringer ausfällt, da zum Beispiel der Tötungsmechanismus aus rechtsmedizinischer Sicht nicht die Annahme von Mordmerkmalen für die Juristen rechtfertigt oder sogar ein Freispruch in Betracht kommt.

Welche fatalen Folgen es haben kann, wenn ein Rechtsmediziner die Situation offensichtlich falsch einschätzt beziehungsweise die Gefahr, die von Schusswaffen im Haus für die eigene Familie ausgeht, unterschätzt, zeigt der tragische Fall eines ehemaligen Kollegen aus der Hamburger Rechtsmedizin. Er hatte in den 1980er Jahren die damals zahlreichen Opfer des gnadenlos im Hamburger Rotlichtmilieu tobenden Zuhälter-Krieges obduziert und anschließend als rechtsmedizinischer Sachverständiger dazu vor Gericht ausgesagt. Da er in dieser Rolle offensichtlich seine eigene Sicherheit bedroht sah, hatte er bei den Hamburger Sicherheitsbehörden eine Erlaubnis zum Erwerb und Tragen einer Schusswaffe beantragt und auch erhalten. Fortan trug er immer einen geladenen Revolver bei sich, wurde allerdings niemals Ziel eines Angriffs. Aber seine Tochter nahm sich mit diesem Revolver dann einige Jahre später das Leben.

Ich bin mir sehr sicher, dass die Schusswaffe meinem Kollegen damals ein beträchtliches Sicherheitsgefühl verliehen hatte; sie hatte jedoch keinen Einfluss darauf, dass er nicht das Ziel eines Angriffs von Kriminellen wurde. Ich halte es nämlich für einen großen Irrtum, zu glauben, dass man die Gefährdung der eigenen Person reduzieren kann, indem man sich bewaffnet.

IRRTUM NR. 40

Die Todesursache beim Erhängen
ist ein Genickbruch

Die Annahme, dass es beim Erhängen zu einem tödlichen Genickbruch kommt, ist ein weiterer Klassiker unter den Irrtümern über die Rechtsmedizin. Wie oft wurde ich schon mit diesem Trugschluss konfrontiert, sei es, dass Staatsanwälte, Justizreferendare, Polizeibeamte oder Medizinstudenten im Sektionssaal bei der Untersuchung Erhängter fest davon ausgingen, das Genick des Betreffenden müsse gebrochen sein. Auch in Fernsehkrimis wird dieser Irrtum häufig von dem jeweiligen Rechtsmediziner kolportiert.

Tatsache ist, dass beim Erhängen (übrigens die häufigste Suizidmethode in Deutschland) nur ganz selten das Genick bricht. Bei 32 Erhängten, die wir im Institut für Rechtsmedizin der Charité in Berlin mittels postmortaler Computertomographie auf Verletzungen der Halswirbelsäule hin untersuchten, fanden wir lediglich in einem Fall einen Genickbruch. Die Ergebnisse haben wir 2014 in einer internationalen rechtsmedizinischen Fachzeitschrift publiziert, da zwar in Fachkreisen dahin gehend Einigkeit bestand, dass ein Genickbruch beim Erhängen ein extrem seltenes Ereignis ist, andererseits bis dahin aber keine Angaben zur Häufigkeit dieses Phänomens vorlagen. Ein Genickbruch beim Erhängen ist genau genommen die Fraktur des zweiten Halswirbelkörpers. Im angloamerikanischen Sprachraum wird dieser Bruch als Hangman's fracture *(Henkersbruch)* bezeichnet. Dieser Terminus weist in die richtige Richtung, denn nur bei Erhängen mit einem Sturz in die Schlinge aus größerer Höhe (höher als dies im normalen häuslichen Umfeld der Fall ist) und bei langem Strick kann es zu einem Genickbruch kommen. Das ist zum Beispiel der Fall gewesen bei einer vor 100 Jahren im amerikanischen Westen praktizierten Hinrichtungsmethode am Galgen. Hierbei befand sich direkt unter dem Galgen eine Falltür, die sich plötzlich unter dem Todgeweihten öffnete. Dieser fiel daraufhin zwei bis drei Meter in die Tiefe, ehe die Schlinge um seinen Hals den Sturz abrupt abbremste und dabei sein Genick brach. Aus der Zeit des Wilden Westens stammende Knochenfunde von Gehängten belegen, dass bei dieser Hinrichtungsmethode am Galgen Genickbrüche sehr häufig waren. Die Bruchstücke des zweiten Halswirbelkörpers bohren sich in das auf gleicher Höhe gelegene Halsrückenmark, in dem sich lebenswichtige zentralnervöse Kreislaufzentren befinden, was augenblicklich tödlich ist. Da große Sturzhöhen in die Schlinge im häuslichen Umfeld, in dem jemand sich mittels Erhängen umbringt, eher die Ausnahme sind (genau das war aber der Fall bei dem einen von uns in der computertomographischen Studie untersuchten Erhängten mit Genickbruch), kommt ein Genickbruch bei Suiziden fast nie vor.

Aber was ist dann die eigentliche Todesursache beim Erhängen, wenn nicht ein Genickbruch vorliegt? Tödlich wirkt hier die Unterbrechung der Blutversorgung des Gehirns. Dadurch, dass das Strangwerkzeug eng um den Hals liegt und ihn zusammenschnürt, werden die darunterliegenden Weichgewebsstrukturen inklusive der Blutgefäße so sehr komprimiert, dass die Blutzufuhr zum Gehirn gestoppt wird. In den Halsschlagadern fließt somit kein Blut mehr. Der dadurch entstehende Sauerstoffmangel (denn der für die Zellen lebenswichtige Sauerstoff wird von den roten Blutkörperchen transportiert) führt innerhalb weniger Sekunden zur Bewusstlosigkeit und dann zum Tod.

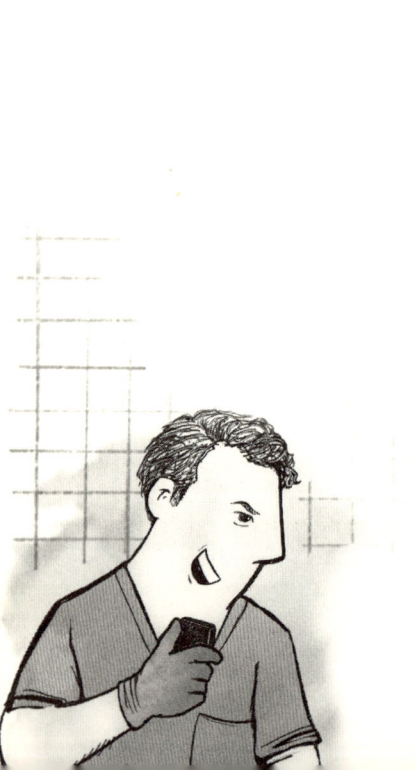

NACHWORT UND
DANKSAGUNG

Die Rechtsmedizin genießt in der Öffentlichkeit große Aufmerksamkeit und Anerkennung. Viele Menschen schätzen uns Rechtsmediziner für das, was wir für Rechtsstaatlichkeit und Rechtssicherheit tun. Im Bereich der Medizin selbst sieht das leider anders aus. Von vielen ärztlichen Kollegen werden wir belächelt und von oben herab behandelt. Rechtsmedizinische Institute wurden in der Vergangenheit vielerorts geschlossen, auch universitäre Standorte wurden mitunter zusammengelegt. Der Grund dafür ist, dass wir Rechtsmediziner bei dem knallharten Konkurrenzkampf um Gelder an den Universitäten einige entscheidende Nachteile haben: Als kleinstes Fachgebiet an den medizinischen Fakultäten hat es im Prinzip keine Lobby. Darüber hinaus wird uns als wesentliches Argument für eine Verkleinerung – oder sogar Wegrationalisierung – häufig vorgehalten, dass wir keine Grundlagenforschung betreiben. Wir sind der Publikumsliebling in der Öffentlichkeit und in der medialen Wahrnehmung und zugleich ein Problemfach an der Universität – so kann man es wohl auf den Punkt bringen.

Aber mal im Ernst – was interessieren unsere Auftraggeber (Justiz und Polizei) denn auch Zellkulturen, neuronale Mechanismen bei Alzheimer, Tumormarker oder neue, weniger invasive Operationstechniken? Überhaupt nicht! Bei wissenschaftlichen Untersuchungen, die wir Rechtsmediziner betreiben (ich würde nicht einmal von *Forschung* in diesem Zusammenhang sprechen wollen), übertragen wir neue Erkenntnisse und damit verbundene Methoden in der Medizin und den Naturwissenschaften auf aktuelle Rechtsfragen. Wir versuchen, daraus zusätzliche Erkenntnismöglichkeiten bei der Untersuchung gewaltsamer Todesursachen zu gewinnen. Aber im Wesentlichen steht in der Rechtsmedizin nicht die Theorie, sondern die praktische Arbeit im Mittelpunkt. Und Ihren Blick auf unsere Arbeitsmethoden, liebe Leser, konnte ich hoffentlich mit diesem Buch etwas aus der fiktionalen Welt herausführen und geraderücken.

Die Rechtsmedizin ist Teamarbeit, aber auch ein fertiges Buch ist das Produkt der gemeinsamen Arbeit vieler.

Mein großer Dank geht an erster Stelle an meinen Lektor Thomas Tilcher. Wie immer war es mir eine besondere Freude, mit ihm zusammenzuarbeiten. Dank gebührt an dieser Stelle auch meinem Verleger Hans-Peter Übleis und Margit Ketterle, Verlagsleiterin Sachbuch bei Droemer Knaur, für ihr Vertrauen und ihre Unterstützung bei diesem Buchprojekt. Christoph J. Kellner hat dieses Buch unterhaltsam illustriert – sehr passend zum Text mit einem tollen Zeichenstil. Danke für die tolle und reibungslose Zusammenarbeit!

Für Anregungen und Anekdoten bezüglich populärer Irrtümer über die Rechtsmedizin danke ich meinen ärztlichen Kollegen in der Berliner Rechtsmedizin: Denise Dümpelmann, Simone Schmid, Dr. Carla Schönfeld, Dr. Frank Rosenbaum, Philipp Möller, Dr. Klaus Krocker, Dr. Edwin Ehrlich, Dr. Marc Windgassen, Dr. Andreas Correns, Dr. Lars Oesterhelweg, Dr. Saskia Etzold, Dr. Sven Hartwig, Dr. Claas Buschmann und Dr. Kathrin Sautner.

Wie immer geht ein besonderer Dank an Roman Hocke, meinen Literaturagenten, auch für den klaren Blick für das Wesentliche bei Vertragsgestaltungen.

Ferner ein herzliches Dankeschön bei der Verlagsgruppe Droemer Knaur an Bernhard Fetsch (Geschäftsführer Vertrieb und Marketing), Theresa Schenkel, Harriet von Düring (Marketing), Katharina Ilgen, Esther von Bruchhausen, Patricia Kessler (Presse) und Christina Schneider (Veranstaltungen).

Schließlich danke ich meiner Frau Anja für ihren unbändigen Humor und die Zitate ihrer Großmutter Luise.

Michael Tsokos

MICHAEL TSOKOS

Die Klaviatur des Todes

Deutschlands bekanntester
Rechtsmediziner klärt auf

»Dieses Buch muss man lesen.«
Markus Lanz

Ein tätowierter Männertorso in einem Koffer – wer ist der Tote, und wie kam er ums Leben? Eine grausam verstümmelte Frauenleiche – war es ein brutales Sexualverbrechen? Ein Ehepaar mit schweren Vergiftungssymptomen – standen die beiden auf der Todesliste des russischen Geheimdiensts?

Der renommierte Rechtsmediziner Michael Tsokos wird immer dann von den Ermittlungsbehörden hinzugezogen, wenn sie bei ihrer Aufklärungsarbeit rechtsmedizinische Expertise benötigen. Hier stellt er seine spektakulärsten Fälle vor.

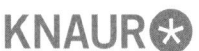

MICHAEL TSOKOS/
SASKIA GUDDAT

Deutschland misshandelt
seine Kinder

»Die Rechtsmediziner Saskia Guddat
und Michael Tsokos haben eine erschütternde
Anklageschrift verfasst.«
Stern

Das deutsche Kinder- und Jugendschutzsystem versagt mit grausamer Regelmäßigkeit. Die Rechtsmediziner der Berliner Charité Michael Tsokos und Saskia Guddat decken gravierende Missstände auf und zeigen, wie wir die Gesundheit und Rechte der Kinder besser schützen können.

Neu in der erweiterten Taschenbuchausgabe:
• Bisher unveröffentlichte Belege für die dramatische Steigerungsrate kindlicher Misshandlungen
• Erfahrungsberichte von Opfern des Kinderschutzsystems

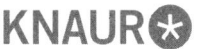